资助项目：重庆城市管理职业学院中国特色高水平专业群（A档）建设项目

走进传统中医世界

主　编　蒋宗伦　张仲兵

副主编　许清华　陈紫薇

吉林大学出版社
·长春·

图书在版编目（CIP）数据

走进传统中医世界 / 蒋宗伦，张仲兵主编 . —长春：
吉林大学出版社，2023.12
ISBN 978-7-5768-2872-6

Ⅰ.①走… Ⅱ.①蒋… ②张… Ⅲ.①中国医药学
Ⅳ.① R2

中国版本图书馆 CIP 数据核字（2023）第 256127 号

书　　名：走进传统中医世界
ZOUJIN CHUANTONG ZHONGYI SHIJIE

作　　者：蒋宗伦　张仲兵　主编
策划编辑：黄国彬
责任编辑：黄国彬
责任校对：黄国彬
装帧设计：繁华似锦
出版发行：吉林大学出版社
社　　址：长春市人民大街 4059 号
邮政编码：130021
发行电话：0431–89580028/29/21
网　　址：http://www.jlup.com.cn
电子邮箱：jdcbs@jlu.edu.cn
印　　刷：长春市宏达印务有限公司
开　　本：787mm×1092mm　　1/16
印　　张：16.25
字　　数：296 千字
版　　次：2023 年 12 月　第 1 版
印　　次：2024 年 4 月　第 1 次
书　　号：ISBN 978–7–5768–2872–6
定　　价：88.00 元

版权所有　翻印必究

传统中医又称祖国医学，融医学、哲学、美学等为一体，几千年来，一直为中华各族儿女的健康保驾护航。中华人民共和国成立以来，党和国家历代领导人都高度重视中医的继承、创新和发展。特别是党的十八大以来，以习近平同志为核心的党中央坚持以人民为中心的发展思想，高度重视中医药的高质量发展，先后出台了一系列的文件制度，要求保护中医、传承中医、发展中医。2019 年 10 月，习近平总书记对中医药工作作出重要指示并强调，要遵循中医药发展规律，传承精华，守正创新，加快推进中医药现代化、产业化，坚持中西医并重，推动中医药和西医药相互补充、协调发展，推动中医药事业和产业高质量发展，推动中医药走向世界，充分发挥中医药防病治病的独特优势和作用，为建设健康中国、实现中华民族伟大复兴的中国梦贡献力量。

社会的快速发展对传统中医带来了冲击，重庆城市管理职业学院依托中国特色高水平专业群（A 档）建设项目，发挥社会服务功能，建设传统技艺传承生态，大力开展传统中医知识科普，并组织相关专业教师编写此中医科普读物，以期让更多人走近中医，走进中医，了解中医文化、认识中医文化、热爱中医文化，从而宏扬传统中医，宏扬传统文化。

本书突出中医历史和基础知识，尽量做到全面介绍中医知识与中医文化，主要包括中医的起源、古代十大著名医家及其著作、常用中药、针灸、推拿、拔罐、刮痧、传统运动疗法等。本书力求用通俗易懂的文字、简洁的表达向读者介绍中医、展示中医，普及广大民众的中医素养。

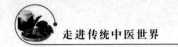

传统中医博大精深，由于时间仓促，作者水平和经验有限，在编写的过程中难免有所不足，敬请大家指正，以期不断完善。

编 者

2023 年 11 月

目 录

第一章

概　述

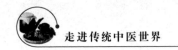

第一节　中医的历史发展

中医是最古老的医学形式之一，距今已有 5 000 多年的历史。"中医"可以说是"中国医学""中华医学"的简称，是与从国外引进的西医即"现代医学"相对的一种医学。故《现代汉语词典》对"中医"的解释是："中国固有的医学"。又称为祖国医学，包括汉医、蒙医、藏医、苗医等。中医的执业医师最常使用针灸和草药来治疗患者，但治疗多种综合症的方法多种多样。中医作为循证医学的独立治疗和补充疗程，已变得越来越受欢迎。

中医产生于原始社会。伏羲被称为华夏民族的人文始祖，因为他创文字，演八卦、结绳网、奏音声，是多个领域的创始人。在这众多领域当中，还包含了医学。不仅仅是因为《黄帝内经》是以易经为基础，也因为中医针灸也是由伏羲探索发现的，古有"伏羲制九针"一说。当然这个针并不是后世所见的金属尖针，而是砭石，一种有尖有刃有圆的石头。虽然因技术的限制，工具有所不同，但是治病的原理却是同宗同源。这说明从伏羲开始，影响后世至今的中医就诞生了。

虽然有记载称伏羲也曾亲尝百草，但在历史中，最为著名还是神农尝百草的故事。神农就是炎帝。相传炎帝为了解决子民常误食毒草，不治而亡的问题，决心亲尝百草，别药毒，定药性。这期间也多次中毒，幸有茶解。经过他的不断尝试，他发明了药草疗疾，这就是中药的重要起源。

黄帝时代，中医理论逐渐形成。众所周知的《黄帝内经》其主要内容就是岐伯和黄帝的对话。后世称中医为岐黄之术，也正因为此。《黄帝内经》作为古代成书最早，影响最深远的一部中医宝典，它总结了古人对于人与自然科学的认知，奠定了中医学的理论体系。虽然据考证，此书并非黄帝所著，乃是后人编撰，成书年代也颇受争议，但是不少医家认为，这套理论是在黄帝时期开始形成，后代代传承人不断补充和完善，才最终成书。

春秋战国时期，中医理论已经基本形成，不仅百家争鸣，圣贤齐出，医界也是人才辈出，秦有名医医缓和医和，齐有长桑和徒弟扁鹊，据传扁鹊的两个哥哥比扁鹊还厉害，但因善治未病而不像扁鹊一样闻名。扁鹊发明了中医独特的辨证论治，并总结为"四诊"方法，即"望、闻、问、切"。后世则尊称他为神医扁鹊。中学时代我们还学过一篇著名的文章《扁鹊见齐桓公》。而此时阴阳五行学说作为独立的哲学体系盛行。

公元前 221 年，秦始皇统一六国，世界上第一个专职法医——令史应运而生，专司死因不明案件的尸体检验，并详述尸体的位置、创伤的部位、数量、方向以及大小等，形成书面报告。

西汉时期，中医理论逐渐完善，将阴阳五行学说纳入医学体系，是医家的必备基础。名医淳于意正是诞生在这个时期。到了东汉，医圣张仲景，神医华佗，相继出世，他们成了中医史上抹不去的一笔光辉。先有张仲景完善辨证理论，总结出"八纲辨证法"和"六经论治"，著《伤寒论》《疗妇人方》《黄素方》《口齿论》《平病方》。后人据此编撰成《伤寒杂病论》和《金匮要略》两部医学著作。后有华佗发明了世界最早的麻醉药物——麻沸散，成为第一个使用麻醉术进行手术的人。与张仲景善内疾不同，华佗精通外科手术。

南北朝时期（420—589 年），世界上第一个医学院诞生，后由隋朝完善了这一医学教育机构，并命名为"太医署"，分医、药两部，说明医与药已分别教授，虽相互依存，但各有千秋，药有药师，医有医师。而医学分科也愈加细致，妇科已成，儿科稍具雏形，王末钞与徐叔响分别著作了《小儿用药本草》和《疗少小白病杂方》两部儿科专著，也是世界最早的儿科医书。

唐朝，医药学达到空前鼎盛，药王孙思邈横空出世，搜集药方 5 000 多个，并出版了《千金要方》《千金翼方》《太医精诚》三部医药经典，也是从此时起，中医流传海外，远播世界。

宋朝时期（960—1279 年），儿科专著《颅囟经》《小儿药证直诀》问世，儿科已成独立学科，并有"儿科之圣"钱乙专精少儿疾病。到了北宋时期，翰林医学院——太医局也正式设立，各医学分科也逐渐完备，纷杂难记的穴位也得到了统一并以《图经》为标准版本，连法医也有了专门的著作，这部由宋慈著作的《洗冤集录》为世界上现存第一部系统的法医学专著。

明朝，中医发展达到了顶峰，并发展出了许多医学流派，各种医学典籍如雨后春笋般，频频问世。除了大家熟知的《本草纲目》，还有王叔和的《脉经》，皇甫谧的《针灸甲乙经》，陶弘景的《本草经集注》、葛洪的《肘后备急方》，元丹贡布的《四部医典》，王惟一的《铜人腧穴针灸图经》。可谓枝繁叶茂。

另外，还有中医起源于巫术的说法，即上古时期的"巫医"与"卜医"，即与远古时期人类之神灵崇拜、宗教起源糅合在一起。远古先民在原始宗教及神学信仰的条件下使用占卜的方法祈求神灵庇护，后慢慢演变为一种医术，即《周礼·大聚》中云："乡立巫医，具百药，以备疾灾"。这就是巫术和占卜的起源。

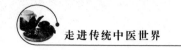

春秋战国时期，中医和巫卜分道扬镳。中医渐渐转向学术，如医药学与针灸科。而巫、卜则转向神秘主义，成为真正的神学祭祀仪式。

中华人民共和国成立后，历代国家领导人都非常重视中医，出台了一系列发展中医的政策法规。2016 年 8 月，习近平总书记在全国卫生与健康大会上强调：要着力于推动中医药振兴发展，坚持中西医并重，推动中医药和西医药相互补充，协调发展，努力实现中医药健康养生文化的创造性转化、创新性发展。

第二节　中医的特色

一、整体论

中医把人看作一个整体，把人与自然环境看作一个整体，把人的五脏六腑也看作一个和谐的整体，既讲物质，也讲精神。所以中医讲的是天人合一、身心合一的整体。现代医学也开始讲整体，但那是组合式整体论或曰结构式整体论，任何一部分都可以被取代替换，只见物，从不考虑精神的作用。中医之所以将人视为整体，是生成式整体论——人不是组装起来的，而是爹妈生成的。

二、辨证论治

西医讲群体治疗，或曰只要是某病即统一用某药。而中医是个性化治疗，所谓"辨证论治"，是中医辨别不同体质人的不同疾病之病机，因人、因时（一年四季，一日四时）、因地制宜，或用中药或用非药物疗法予以治疗。中医辨证论治的特色决定了中医更为人性化、个性化，更符合未来医学的发展方向。

三、中药讲药性，不讲成分

中药讲究药性，即四性五味、升降沉浮和归经。中医不讲药物的有效成分，不讲靶点，不讲营养。中医或说中药技术的一个核心秘密是炮制，通过炙、蒸、煅、烧等方法改变原药材的药性，这是世界其他医药学体系中所没有的。西方植物药只知道用生药，根本不懂炮制。

第三节　中医的六大优势

一、可以预测疾病

中国过去有两句老话，一句叫做"司岁备药"，一句叫做"司岁备种"。根据五运六气，也可以预测会出现什么样的疾病及其发展趋势。

二、养生保健

中医主张：上医医未病之病，中医医欲病之病，下医医已病之病。也就是说，中医首重养生保健。中医养生保健理论可以说每个人都知道一点，如冬吃萝卜夏吃姜，不劳医生开药方。这就是一种养生方法。

三、中医可以预防多种疾病

中医不仅能治常见病、多发病，而且对慢性病、老年病、疑难杂症非常有效，对于这些多因素疾病，现代医学没有很好的办法，而防治这些疾病，正是中医的优势。这是中医的绝对优势之一。

四、中医具有较多的治疗方法

中医不仅有中药，还有许多非药物疗法，如气功、导引、砭石、针、灸等，简单易行，足以解决诸多常见病、多发病，甚至急性病。中医这些非药物疗法人人可以学会一招半式，而且可以随时应对某些疾病，受益终生。

五、中医优势

中医药最大的优势是治疗急性病和防治外感热病。

六、中医简便廉验

中医简便廉验。与西医相比，中医的另一优势是简便廉验。"简"是指中医能化繁为简，只需望闻问切即可确定病情，辨证论治，所谓"大道至简"；"便"是可以就地取材以及所施手法方便，所谓"天生万物，无一非药石"之谓；"廉"是中医治疗费用少，往往是现代医学治疗费用的十分之一甚至百分之一；"验"

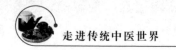

则是中医疗效好，几十年来中医治疗乙脑、流行性出血热、SARS、艾滋病就是明证。

要发扬中医药的优势，必须保持自己的特色。只有保持特色，才能保证中医优势的发挥。

第四节 中医诊断疾病的方法

望、闻、问、切是中医诊断疾病的四大方法。

一、望诊

医者运用视觉，对人体全身和局部的一切可见征象以及排出物等进行有目的的观察，以了解健康或疾病状态，称为望诊。望诊的内容主要包括：观察人的神、色、形、态、舌象、络脉、皮肤、五官九窍等情况以及排泄物，分泌物，分泌物的形、色、质、量等，现将望诊分为整体望诊、局部望诊、望舌、望排出物、望小儿指纹等五项叙述。舌诊和面部色诊虽属头面五官，但因舌象、面色反映内脏病变较为准确。实用价值较高。因而形成了面色诊、舌诊两项中医独特的传统诊法。

二、闻诊

闻诊是中医诊断学名词，中医望闻问切四诊方法之一。运用听觉和嗅觉的手段，通过对病人发出的声音和体内排泄物发出的各种气味的诊察来推断疾病的诊法。在临床上，闻诊同望诊、问诊、切诊相结合，才能全面系统地了解病情，对疾病作出正确判断。

三、问诊

问诊是指中医采用对话方式，向病人及其知情者查询疾病的发生、发展情况和现在症状、治疗经过等，以诊断疾病的方法。为四诊之一。

四、切诊

切诊是中医四诊之一，它包括两个部分，即切脉和按诊，因脉诊有独特的中医特色，故有人也将脉诊称为切诊。但在临床上，脉诊和按诊均有重要的指导意义，不可偏颇侧重，需合参诊病。

第五节 常用中医治疗技术概述

一、中药疗法

中药疗法是指通过中医辨证施治，以口服中草药物，经胃肠道吸收，或通过中草药外用、敷贴等方法以达到扶正祛邪、调节机体气血阴阳，使疾病得以缓解和康复的治疗方法。

二、针灸疗法

针灸是针法和灸法的总称。针法是指在中医理论的指导下把针具（通常指毫针）按照一定的角度刺入患者体内，运用捻转与提插等针刺手法来对人体特定部位进行刺激从而达到治疗疾病的目的。刺入点称为人体腧穴，简称穴位。灸法是以预制的灸炷或灸草在体表一定的穴位上烧灼、熏熨，利用热的刺激来预防和治疗疾病。

三、推拿

推拿技术又称按摩，通常指医者用手或者肢体其他部份或借助一定的器具，在病患者体表的特定部位上规范的进行操作，以达到疏通经络、通行气血、理筋整复、滑利关节等目的。

四、拔罐

拔罐疗法是指拔火罐、水罐、药罐的治疗方法。临床最常用的是拔火罐法，即运用特殊的玻璃罐或陶罐、竹罐，借助热力，排除罐内空气，以使罐内形成负压，吸附在皮肤或穴位上，引起皮肤充血或瘀血的治疗方法。具有温经散寒、行气活血、止痛消肿、拔毒排脓等功效。

五、刮痧

刮痧是以中医经络腧穴理论为指导，通过特制的刮痧器具和相应的手法，蘸取一定的介质，在体表进行反复刮动、摩擦，使皮肤局部出现红色粟粒状，或暗红色出血点等"出痧"变化，从而达到活血透痧的作用。因其简、便、廉、效的

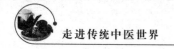

特点，临床应用广泛，适合医疗及家庭保健。

六、传统运动疗法

传统运动疗法是在中医学理论指导下，根据患者病情特点，运用我国传统的运动形式以帮助患者疾病治疗和康复的方法。以肢体活动为主，通过主动运动，同时运动过程中配合呼吸和意念，以增强体质，防治疾病，改善功能障碍，促进康复为目标的康复疗法。

第六节　中国古代十大名医

一、神医扁鹊

扁鹊（公元前407—前310年）姬姓，秦氏，名缓，字越人，又号卢医，春秋战国时期名医。春秋战国时期渤海郡郑（今河北沧州市任丘市）人。居中国古代五大医学家之首。由于他的医术高超，被认为是神医，所以当时的人们借用了上古神话的黄帝时神医"扁鹊"的名号来称呼他。少时学医于长桑君，尽传其医术禁方，擅长各科。在赵为妇科，在周为五官科，在秦为儿科，名闻天下。秦太医李醯术不如而嫉之，乃使人刺杀之。扁鹊奠定了中医学的切脉诊断方法，开启了中医学的先河。相传有名的中医典籍《难经》为扁鹊所著。

扁鹊奠定了祖国传统医学诊断法的基础。司马迁称赞他说："扁鹊言医，为方者宗。守数精明，后世修（循）序，弗能易也。"他用一生的时间，认真总结前人和民间经验，结合自己的医疗实践，在诊断、病理、治法上对祖国医学作出了卓越的贡献。扁鹊的医学经验，在我国医学史上占有承前启后的重要地位，对我国医学发展有较大影响。因此，医学界历来把扁鹊尊为我国古代医学的祖师，说他是"中国的医圣""古代医学的奠基者。"范文澜在《中国通史简编》称他是"总结经验的第一人"。

二、外科鼻祖华佗

华佗（约公元145—公元208年），字元化，一名旉，沛国谯县人，东汉末年著名的医学家。华佗与董奉、张仲景并称为"建安三神医"。少时曾在外游学，行医足迹遍及安徽、河南、山东、江苏等地，钻研医术而不求仕途。他医术全面，尤其擅长外科，精于手术。并精通内、妇、儿、针灸各科。晚年因遭曹操怀疑，下狱被拷问致死。华佗被后人称为"外科圣手""外科鼻祖"。被后人多用神医华佗称呼他，又以"华佗再世""元化重生"称誉有杰出医术的医师。

华佗在医学史上首先采用了以麻沸散麻醉全身对患者进行手术治疗的方法，将外科手术的范围空前地扩大，同时也为医学的发展开辟了新的道路。麻沸散是华佗制造的一种很有效的麻醉药，这种药如果和酒一起服用，则效力更大，能起到全身麻醉的效果。而医学上现代采用的麻醉药剂，仅仅有 100 多年的历史。他还是体育疗法的创始者，创造了"五禽戏"，通过模仿虎、熊、鹿、猿、鸟的动作而保证血脉通畅，使消化能力加强，从而达到锻炼身心的目的。华佗对后世的中国医学产生了深远的影响，不但在当时被称为"神医"，而且被历来的医家推崇为"外科鼻祖"。

三、医圣张仲景

张仲景：（约公元 150～154 年—约公元 215～219 年），名机，字仲景，南阳涅阳县（今河南省邓州市穰东镇张寨村）人。东汉末年医学家，建安三神医之一，被后人尊称为"医圣"。张仲景广泛收集医方，写出了传世巨著《伤寒杂病论》。它确立的"辨证论治"原则，是中医临床的基本原则，是中医的灵魂所在。张仲景是中国古代著名的医学家和药剂师，他的主要贡献是《伤寒杂病论》一书，以及对中医理论和实践的深刻研究。另一个重要贡献是对中医理论和实践的深刻研究。他对疾病和治疗的了解和判断是基于他对中医经验、传统和文化的深入理解。他的研究包括了中药的配方、服用方式、疗效等方面的内容，为中医学的发展做出了重要的贡献。

张仲景在医学界的贡献对世界医学都具有重要的影响。他的研究成果被广泛应用于世界各地的中医学的发展。尽管中医学在西方世界并不被广泛应用，但张仲景作为中医学的重要代表，仍然受到了世界医学界的广泛关注和尊重。在中国，张仲景被誉为"医圣"，其对中医学的贡献被广泛地认可和尊重。他的名言"上医治未病，中医治欲病，下医治已病"已成为中医理论中经典的一句话。他不断发表关于中医学的著作，在晋代充分展现了中医学的风采。

四、针灸鼻祖皇甫谧

皇甫谧（215 年—282 年），幼名静，字士安，自号玄晏先生。安定郡朝那县（今甘肃省灵台县或今宁夏彭阳县，有争议）人，后徙居新安（今河南义马市）。三国西晋时期学者、医学家、史学家，东汉名将皇甫嵩曾孙。他一生以著述为业，后得风痹疾，犹手不释卷。晋武帝时累征不就，自表借书，武帝赐书一车。其著作《针灸甲乙经》是中国第一部针灸学的专著。其实，除此之外，他还编撰了《历代帝王世纪》《高士传》《逸士传》《列女传》《元晏先生集》等书。在医学史和文学史上都负有盛名。在针灸学史上，占有很高的学术地位，并被誉为"针灸鼻祖"。挚虞、张轨等都为其门生。

五、急症先驱葛洪

葛洪（约283年—约363年），字稚川，自号抱朴子，世称小仙翁，丹阳句容（今属江苏）人。东晋时期道士、道教学者、炼丹家、医学家、科学家。

葛洪出身于江南豪族，13岁丧父，家道中落。16岁起，广览经、史、百家，以儒学知名。后从方士郑隐学道。西晋太安二年（303年），张昌、石冰于扬州起义。大都督顾秘任葛洪为将兵都尉，因破石冰有功，迁伏波将军。起义平定后，弃戈释甲。永兴元年（304年），赴洛阳搜求异书以广其学。时值八王之乱，颠沛流离于徐、豫诸州，饱受战乱之苦，于是消极愤世，遂萌栖息山林、服食养性之思。建兴四年（316年）重返故里。东晋开国后，念其旧功，赐爵关内侯。咸和（326年—334年）初，司徒王导召葛洪补州主簿，转司徒掾，迁咨议参军。葛洪听闻交趾出产丹砂，自行请求出任勾漏令。赴任途经广州，刺史邓岳表示愿供其原料在罗浮山炼丹，葛洪遂决定中止赴任的行程，从此隐居于罗浮山。葛洪在朱明洞前建南庵，修行炼丹，著书讲学，因从学者日众，又增建东西北三庵。后卒于东晋兴宁元年（363年）。其主要成就有以下三个方面。

（一）道教理论

葛洪继承并改造了早期道教的神仙理论，在《抱朴子内篇》中，他不仅全面总结了晋以前的神仙理论，并系统地总结了晋以前的神仙方术，包括守一、行气、导引和房中术等；同时又将神仙方术与儒家的纲常名教相结合，强调"欲求仙者，要当以忠孝和顺仁信为本。若德行不修，而但务方术，皆不得长生也"。并把这种纲常名教与道教的戒律融为一体，要求信徒严格遵守。他说："览诸道戒，无不云欲求长生者，必欲积善立功，慈心于物，恕己及人，仁逮昆虫，乐人之吉，愍人之苦，赒人之急，救人之穷，手不伤生，口不劝祸，见人之得如己之得，见人之失如己之失，不自贵，不自誉，不嫉妒胜己，不佞谄阴贼，如此乃为有德，受福于天，所作必成，求仙可冀也。"葛洪主张神仙养生为内，儒术应世为外。

葛洪在《抱朴子外篇》中专论人间得失，世事臧否。他主张治乱世应用重刑，提倡严刑峻法，匡时佐世；对儒、墨、名、法诸家兼收并蓄，尊君为天；不满于魏、晋清谈，主张文章、德行并重，立言当有助于教化。

（二）医药学

葛洪精晓医学和药物学，主张道士兼修医术。"古之初为道者，莫不兼修医术，以救近祸焉"，他认为修道者如不兼习医术，一旦"病痛及己"，便"无以攻疗"，不仅不能长生成仙，甚至连自己的性命也难保住。

葛洪在《抱朴子内篇·仙药》中对许多药用植物的形态特征、生长习性、主要产地、入药部分及治病作用等，均作了详细的记载和说明，对我国后世医药学的发展产生了很大的影响。

葛洪的医学著作《肘后备急方》，书名的意思是可以常常备在肘后（带在身边）的应急书，是应当随身常备的实用书籍。书中收集了大量救急用的方子，都是他在行医、游历的过程中收集和筛选出来的。葛洪特地挑选了一些比较容易弄到的药物，即使必须花钱买也便宜，改变了之前的救急药方不易懂、药物难找、价钱昂贵的弊病。我国药学家屠呦呦获得 2015 年诺贝尔医学奖的青蒿素发明，就受到《肘后备急方》的启发。

葛洪尤其强调灸法的使用，他用浅显易懂的语言，清晰明确的注明了各种灸的使用方法，只要弄清灸的分寸，不懂得针灸的人也能使用。

（三）化学

葛洪在坚信炼制和服食金丹可得长生成仙的思想指导下，长期从事炼丹实验，在其炼丹实践中，积累了丰富的经验，认识了物质的某些特征及其化学反应。这也是现代化学的先声。

他在《抱朴子内篇》中的《金丹》和《黄白》篇中，系统地总结了晋以前的炼丹成就，具体地介绍了一些炼丹方法，记载了大量的古代丹经和丹法，勾画了中国古代炼丹的历史梗概，也为我们提供了原始实验化学的珍贵资料，对隋唐炼丹术的发展具有重大影响，为炼丹史上一位承前启后的著名炼丹家。

葛洪在炼制水银的过程中，发现了化学反应的可逆性。他指出，对丹砂（硫化汞）加热，可以炼出水银，而水银和硫磺化合，又能变成丹砂。他还指出，用四氧化三铅可以炼得铅，铅也能炼成四氧化三铅。在葛洪的著作中，还记载了雌黄（三硫化二砷）和雄黄（五硫化二砷）加热后升华，直接成为结晶的现象。

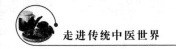

六、药王孙思邈

孙思邈（541年—682年），汉族，唐朝京兆华原（现陕西铜川市耀州区）人，是著名的医师与道士。他是中国乃至世界史上著名的医学家和药物学家，被誉为"药王"，许多华人奉之为医神，自幼天资聪慧，七岁就学，日诵千余言，弱冠之年已通晓诸子百家，尤善谈老子、庄子并且还喜好钻研佛教典籍，曾被人称为"圣童"。

孙思邈对医术精益求精，发现了很多新病情的治疗方法，并都认真地记录下来。例如发现了夜盲症，开出了治疗夜盲症的药方；发现了脚气病，也找到病因开出了药方。他著的《千金方》是现代中医理论学的基础，很多儿科、妇科的药方到现在还在用。孙思邈老年后口述了《千金翼方》。这两本医学巨著被后人广泛印刷，还流传到海外，为人类的生活做出了巨大贡献。

七、儿科鼻祖钱乙

钱乙（1032年—1113年），字仲阳，东平郓州（今山东郓城县）人，祖籍钱塘（今浙江杭州）。宋代儿科医学家。钱乙幼时丧母，父又弃他远游，姑母哀其孤而收养为子，于是少年随姑父行医，专研医道。钱乙深耕儿科六十年，在小儿体质学说、四诊合参独重望诊、五脏辨证等方面颇具成就。后于政和三年（1113年），卒于故居。

钱乙是中国医学史上第一个著名儿科专家。钱乙去世后，其学生阎孝忠搜集其生前的论稿、医案、验方等整理汇编成《小儿药证直诀》3卷。记23种病症的病理现象及很多方，如六味地黄丸等，迄今还是临床常用的名方。该书比欧洲最早出版的儿科著作早三百年，是世界上现存第一部原本形式保存下来的儿科著作。它第一次系统地总结了对小儿的辨证施治法，使儿科自此发展成为独立的一门学科。后人视《小儿药证直诀》为儿科的经典著作，把钱乙尊称为"儿科之圣""幼科之鼻祖"。其一生著作颇多，有《伤寒论发微》五卷，《婴孺论》百篇，《钱氏小儿方》八卷，《小儿药证直诀》三卷。现仅存《小儿药证直诀》，其他书均已遗佚。

八、滋阴派创始人朱震亨

朱震亨（1281—1358年），男，字彦修，元代著名医学家，婺州义乌（今浙江金华义乌）人，因其故居有条美丽的小溪，名"丹溪"，学者遂尊之为"丹溪翁"或"丹溪先生"。朱震亨医术高明，临证治疗效如桴鼓，多有服药即愈不必复诊之例，故时人又誉之为"朱一贴""朱半仙"。他先习儒学，后改医道，在研习《素问》《难经》等经典著作的基础上，访求名医，受业于刘完素的再传弟子罗知悌，成为融诸家之长为一体的一代名医。朱震亨以为三家所论，于泻火、攻邪、补中益气诸法之外，尚嫌未备滋阴大法。力倡"阳常有余，阴常不足"之说，创阴虚相火病机学说，申明人体阴气、元精之重要，被后世称为"滋阴派"的创始人。与刘完素、张从正、李东垣并列为"金元四大家"，在中国医学史上占有重要地位。弟子众多，方书广传，是元代最著名的医学家。著有《格致余论》《局方发挥》《丹溪心法》《金匮钩玄》《素问纠略》《本草衍义补遗》《伤寒论辨》《外科精要发挥》等。

九、药圣李时珍

李时珍（约 1518 年—1593 年），字东璧，号濒湖山人，世称李濒湖。蕲州（今湖北省蕲春县）瓦硝坝人。明代医药学家、博物学家。出身于世医家庭，从小就喜爱医药，立志悬壶济世。经过刻苦学习和实践，在三十岁时已经成为当地名医。后楚王聘李时珍到王府掌管良医所事务。三年后，又推荐其上京任太医院判后，经举荐补太医院之阙，一年后辞职回家，在此期间，李时珍阅读王府和太医院中大量的医书，医学水平大增。自 1565 年起，先后到武当山、庐山、茅山、牛首山等地收集药物标本和处方，并拜渔人、樵夫、农民、车夫、药工、捕蛇者为师，记录了上千万字札记，历经二十七个寒暑，三易其稿，于明万历十八年（1590 年）完成了 192 万字的巨著《本草纲目》。1593年，李时珍逝世。

李时珍的《本草纲目》成为当时最系统、最完整、最科学的一部医药学著作，不仅为中国药物学的发展做出了重大贡献，而且对世界医药学、植物学、动物学、矿物学、化学的发展也产生了深远的影响，被誉为"东方医药巨典"，英国著名生物学家达尔文称它为"中国古代百科全书"。被称为医圣和药神，李时珍还著有《奇经八脉考》《濒湖脉学》《五脏图论》等医书。

十、温病学派奠基者叶天士

叶天士（1666 年，一说 1667 年—1745 年），名桂，字天士，号香岩，别号南阳先生。江苏吴县（今江苏苏州）人，祖籍安徽歙县。居上津桥畔，故晚年又号上津老人。清代著名医学家，"温病四大家"之一。

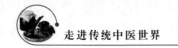

叶家世代业医，其高祖叶封山自安徽歙县蓝田村迁居苏州。祖父叶时，甚通医理，父亲叶朝采，益精其术。叶天士自幼耳濡目染，也有志于此道，少时即受家学。叶天士最擅长治疗时疫和痧痘等症，是中国最早发现猩红热的人。在温病学上的成就，尤其突出，是温病学的奠基人之一。首创温病"卫、气、营、血"辨证大纲，为温病的辨证论治开辟了新途径，被尊为温病学派的代表。主要著作有《温热论》《临证指南医案》《未刻本叶氏医案》等。

在整个中国医学史上，叶桂都是一位具有巨大贡献的伟大医家。后人称其为"仲景、元化一流人也"。他首先是温病学派的奠基人物，又是一位对儿科、妇科、内科、外科、五官科无所不精、贡献很大的医学大师。史书称其"贯彻古今医术"，他是当之无愧的。无论其医学理论，还是治学态度都是值得后人珍惜和学习的宝贵遗产。特别是他那种谦恭好学、改名换姓求师学艺的精神永远是后世习医者的光辉典范。

史书称其"切脉望色，如见五藏"，"治病多奇中"，十分神奇。他自己也说："病有见证，有变证，必胸有成竹，乃可施之以方。"沈德潜曾为他立传说："以是名著朝野，即下至贩夫竖子，远至邻省外服，无不知有叶桂先生，由其实至而名归也。"后人对其医术总结说：诊疾深明病源；立方不拘成法；投药每有奇效；治疗常多变通。史书亦称"当时名满天下"，为众医之冠。民间则普遍传说其为"天医星下凡"。传记载其处理"疑难证"方法："或就其平日嗜好而得救法；或他医之方，略与变通服法；或竟不与药，而使居处饮食消息之；或于无病时预知其病；或预断数十年后；皆验。"虽然史书盛赞其独一无二的高超医术，但对于民间广传的叶天士治病的神奇案例却又不敢相信，称其为"传闻附会，往往涉于荒诞"，因而"不具录"。若以当时老百姓的反映而论，叶桂可谓中医史上医名最著者。民间传闻，特别是全国性的，绝非空穴来风，往往有其常人不可知解的原因，而"天医星下凡"的说法也只有这一回。史官因为自己不能理解和接受，就"不具录"其超常医案，实为一憾。

第七节 古代主要经典医学著作

一、黄帝内经

《黄帝内经》分为《灵枢》《素问》两部分，是中国最早的医学典籍，传统医学四大经典著作之一。《黄帝内经》是一本综合性的医书,在黄老道家理论上建立了中医学上的"阴阳五行学说""脉象学说""藏象学说""经络学说""病因学说""病机学说""病症""诊法""论治"及"养生学""运气学"等学说。其基本素材来源于中国古人对生命现象的长期观察、大量的临床实践以及简单的解剖学知识。

《黄帝内经》作为中国传统医学的理论思想基础及精髓,在中华民族近两千年的历史中它的医学主导作用及贡献功不可没。《黄帝内经》的著成标志着中国医学由经验医学上升为理论医学的新阶段。总结了战国以前的医学成就,并为战国后的中国发展提供了理论指导。奠定了人体生理、病理、诊断以及治疗的认识基础,是中国影响极大的一部医学著作,被称为医之始祖。

二、难经

《难经》原名《黄帝八十一难经》,又称《八十一难》,是中医现存较早的经典著作,相传由旧题秦越人(扁鹊)所著。《难经》之"难"字,有"问难"或"疑难"之义。全书共八十一难,采用问答方式,探讨和论述了中医的一些理论问题,内容包括脉诊、经络、脏腑、阴阳、病因、病机、营卫、腧穴、针刺、病证等方面。

难经的贡献,主要表现在如下五个方面:一是创立并阐释"独取寸口"和分"寸关尺"的三部诊脉方法;二是提出了不同于《内经》的三焦、命门学说;三是系统地论述了奇经八脉的循行、功能与病证;四是论述了五腧穴、原穴及募俞穴位的作用;五是提出了广义伤寒、五脏生积、六腑成聚等问题。从而起到补《内经》之不足,促进中医学理论之发展的作用。

三、伤寒杂病论

《伤寒杂病论》由东汉张仲景撰著,晋代王叔和编次的中医著作,是一部论述外感病和和内科杂病为主要内容的医学典籍。是中国第一部理法方药完备、理论联系实际的古典医学著作。该书载方113个,系统地分析了伤寒的原因、症状、发展阶段和处理方法,并确立了对伤寒病的"六经分类"的辨证施治原则,奠定了理、法、方、药的理论基础。

突出成就之一是确立了六经辨证体系。运用四诊八纲,对伤寒各阶段的辨脉、审证、论治、立方、用药规律等,以条文的形式作了较全面的阐述。

另一突出成就是对中医方剂学的重大贡献。介绍了伤寒用汗、吐、下等治法，并将八法具体运用到方剂之中。介绍了桂枝汤、麻黄汤、小柴胡汤等方剂，大多疗效可靠，切合临床实际，一千多年来经历代医家的反复应用，屡试有效。由于张仲景所博采或个人拟制的方剂，精于选药，讲究配伍，主治明确，效验卓著，后世誉之为"众方之祖"，尊之为"经方"。

该书总结了前人的医学成就和丰富的实践经验，集汉代以前医学之大成，并结合自己的临床经验，系统地阐述了多种外感疾病及杂病的辨证论治，理法方药俱全，在中医发展史上具有划时代的意义和承前启后的作用，对中医学的发展做出了重要贡献。

四、神农本草经

《神农本草经》又称《本草经》或《本经》，托名"神农"所作，实成书于汉代，是中医四大经典著作之一，是已知最早的中药学著作。《神农本草经》全书分三卷，载药365种，以三品分类法，分上、中、下三品，文字简练古朴，成为中药理论精髓。《神农本草经》记载了365种药物的疗效，多数真实可靠，仍是临床常用药；它提出了辨证用药的思想，所论药物适应病症能达170多种，对用药剂量、时间等都有具体规定，这也对中药学起到了奠基作用。

《神农本草经》的历史地位不可低估，它将东汉以前零散的药学知识进行了系统总结，其中包含了许多具有科学价值的内容，被历代医家所珍视。而且其作为药物学著作的编撰体例也被长期沿用，作为中国第一部药物学专著，影响是极为深远的。《本经》首次提出了"君臣佐使"的方剂理论，一直被后世方剂学所沿用，有序例（或序录）自成一卷，是全书的总论，归纳了13条药学理论。

《本经》的问世，对中国药学的发展影响很大。历史上具有代表性的几部《本草》，如《本草经集注》《新修本草》《证类本草》《本草纲目》等，都渊源于《本经》而发展起来的。药物之间的相互关系也是药学的一大关键，《本经》提出的"七情和合"原则在几千年的用药实践中发挥了巨大作用。

五、千金方

《千金要方》又称《备急千金要方》《千金方》，是中国古代中医学经典著作之一，共30卷，是综合性临床医著，被誉为中国最早的临床百科全书。唐朝孙思邈所著，孙思邈认为生命的价值贵于千金，而一个处方能救人于危殆，价值更当胜于此，因而用《千金要方》作为书名，简称《千金方》，约成书于永徽三年（652年）。该书集唐代以前诊治经验之大成，对后世医家影响极大。

《千金要方》总结了唐代以前医学成就，书中首篇所列的《大医精诚》《大医习业》，是中医学伦理学的基础；其妇、儿科专卷的论述，奠定了宋代妇、儿科独立的基础；其治内科病提倡以"五脏六腑为纲，寒热虚实为目"，并开创了脏腑分类方剂的先河；其中将飞尸鬼疰（类似肺结核病）归入肺脏证治，提出霍乱因饮食而起，以及对附骨疽（骨关节结核）好发部位的描述、消渴（糖尿病）与痈疽关系的记载，均显示了相当高的认识水平；针灸孔穴主治的论述，为针灸治疗提供了准绳，阿是穴的选用、"同身寸"的提倡，对针灸取穴的准确性颇有帮助。因此，《千金要方》素为后世医学家所重视。《千金要方》还流传至国外，产生了一定影响。

六、本草纲目

《本草纲目》：本草著作，52卷。明代李时珍（东璧）撰于嘉靖三十一年（1552年）至万历六年（1578年）。作者曾三易其稿。

全书首列总目、凡例、附图。卷一卷二为序例，主要介绍历代诸家本草及中药基本理论等内容。首先列举《神农本草经》《名医别录》《雷公炮炙论》《唐本草》等四十一种本草著作，并加简要评介，基本反映出明代以前本草学发展概况；另又附列引用医书二百七十七种，经史百家书籍四百四十种，共计七百十七种。通过引述前人专论如神农本经名例、陶隐居名医别录合药方剂法则、采药分六气岁物、七方十剂、五味宜忌、五味偏胜、标本阴阳、升降浮沉、脏腑虚实标本用药式、引经报使、相须相使相畏相恶诸药、相反诸药、服药食忌、妊娠禁忌、饮食禁忌、李东垣随证用药凡例、张子和汗吐下之法、陈藏器诸虚用药凡例等，使中药理论获得系统整理。卷三卷四为百病主治，大致沿袭宋以前本草"诸病通用药"旧例，以诸风等一百十三种病证为纲，分列主治药物，或于病证下再分若干证，类列药物用法，复设草部、菜部、果木等为小纲，并详其主治，编次有序，便于临证参考。卷五至卷五十二为药物各论，总目原称载药一千八百九十二种，经实核为一千八百九十七种。各论均以"部"为纲，以"类"为目分类，分为水、火、土、金石、草、谷、菜、果、木、服器、虫、鳞、介、禽、兽、人等十六部，每部之前均有简要论述。各部之下再分若干类，如草部分为山草、芳草、隰草、毒草、蔓草、水草、石草、苔类、杂草等十一类，凡六十类。每药均标注首载文献出处，若有归类变更或并入某药者，则以校正说明；下设释名、集解、辨题或正误、修治、气味、主治、发明、附方等栏目解说。"释名"下列举别名，并释命名意义；"集解"介绍产地、品种、形态、采收等；"辨疑正误"对历代本草有疑误者予以辨正；"修治"阐述炮制方法；"气味"阐述药物性味及有毒无毒；"主治"包括功效；"发明"侧重阐述药性理论、用药要点及李氏学术见解；"附方"广录以该药为主的主治各科病证的有效方剂。

本书在唐慎微《经史证类备急本草》基础上，进行大量整理、补充，并载述李氏发明与学术见解。其主要成就包括：集中国 16 世纪前中药学之大成，该书首先介绍历代本草的中药理论和所载药物，又首次载入民间和外用药三百七十四种，如三七、半边莲、醉鱼草、大风子等，并附方一万一千零九十六则。显示当时最先进的药物分类法，除列"一十六部为纲，六十类为目"外，还包括每药之中"标名为纲，列事为目"，即每一药物下列释名、集解等项，如"标龙为纲，而齿、角、骨、脑、胎、涎皆列为目"；又有以一物为纲，而不同部位为目。特别是在分类方面，从无机到有机，从低等到高等，基本符合进化论观点。全面阐述所载药物知识，对各种药物设立若干专项，分别介绍药物名称、历史、形态、鉴别、采集、加工，以及药性、功效、主治、组方应用等；同时引述自《本经》迄元明时期各家学说，内容丰富而有系统。

对中医药理论有所发明，书中强调对中药应该辨证应用，如藜芦条下称"吐药不一，常山吐疟痰，瓜丁吐热痰，乌附尖吐湿痰，莱菔子吐气痰，藜芦则吐风痰者也"。其中亦有前人所未论及之名言和精辟理论，如辛夷条下有"脑为元神之府"之论，橘皮条下称"脾乃元气之母，肺乃摄气之龠"等。书中对过去本草书籍中将两药误为一物者，如葳蕤与女萎；一物而误为两药者，如天南星与虎掌；品种混淆不清者，如百合与卷丹；药用部位失真者，如五倍子误认为果实；药物归类不当者，如将薯蓣列为草类等，均予以澄清更正。书中对妄图长生不老，服食丹石成风现象进行了批判，对黄连、泽泻服之可以成仙，草子可以变鱼等说，亦作了驳斥。

本书虽为中药学专书，但涉及范围广泛，对植物学、动物学、矿物学、物理学、化学、农学等内容亦有很多记载。如在矿物学方面对石油的产地、性状作了详细记述；在化学方面，阐述了检验石胆真伪的方法；在物理学方面，从空气中的湿度变化，以推测雨量的大小；在农学方面，阐述采用嫁接技术，以改良果树品种的方法等。本书通过对药名的探索与考证，阐明某些汉字的字形、读音；也载述一些少数民族和其他国家药名的读音和含义。还记载契丹族用羊皮、羊骨占卜和写字，吐番人用燕脂化妆等习俗，蒙古族裹于牛皮内治疗外伤方法等。本书保存了 16 世纪以前大量文献资料，其中有的原书已佚失，有关资料可从本书得以窥见。

七、温病条辨

《温病条辨》，清代吴瑭（鞠通）著（1798 年），为温病通论著作。该书在清代众多温病学家成就的基础上，进一步建立了完全独立于伤寒的温病学说体系，创立了三焦辨证纲领，为温病创新理论之一。在温邪易耗伤阴液思想的指导下，吴鞠通倡养阴保液之法，并拟订了层次分明的温病治法方药体系，故《温病条辨》被称为清代温病学说标志性著作。

《温病条辨》仿《伤寒论》体例，分条列论，以求简要易诵，又恐简而不明，且免后人妄注，于是吴瑭在各条之下详加辨析议论，故以"条辨"命名。共 6 卷，另有卷首 1 卷。卷首为"原病篇"，引《内经》以求温病之原始。正文前 3 卷为全书的中心，专论温病。此 3 卷依次分上、中、下三焦设立篇目，分别论述三焦温病，并出治法。卷 4 为"杂说"，论救逆及病后调治法。此后附"解产难"（论产后调治与产后惊风诸症）、"解儿难"（论小儿急慢惊风痘症等）二篇（原作一卷，后析为卷 5、卷 6）。《温病条辨》最主要的成就在于吴氏建立了完全独立于伤寒的温病学说体系，创立了三焦辨证纲领，由上及下、由浅入深，旨在"认证无差"。吴氏认为，伤寒六经辨证都是由浅入深，但六经是由表入里，须横看；三焦辨证则由上入下，须竖看。两种辨证体系有对立统一、一纵一横之妙。从历史发展的角度来看，该辨证体系与张仲景伤寒六经辨证、叶天士温热卫气营血辨证理论互为羽翼，成为温病创新理论之一。在治法上，吴氏以温邪易耗阴液为立法的依据，倡导养阴保液之法，并据临床实践，提炼叶天士医案温病治法，化裁处方，以切实用。如分出清络、清营、育阴多种治法；又以银翘散为辛凉平剂，桑菊饮为辛凉轻剂，白虎汤为辛凉重剂，使温病治法用方层次清晰。

该书内容全面系统，理法方药齐备，切合临床实用，为清代温病学说标志性专著，后世将此书视为中医"四大经典"之一，作为中医必读之书。

第二章

中　药

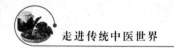

第一节　中药概述

一、中药的起源

从远古时期开始，人们在生产、生活和医疗实践中逐步发现、认识和使用药物，从感性的经验过渡到理性的认识，从最初的口耳相传到形成文字记载，是中药的起源阶段，也是中药学的萌芽时期。

原始社会生产力低下，人类依靠采食植物和渔猎维持生活。在寻找食物的过程中，难免误食有"害"的"食物"以致产生呕吐、腹泻等反应，甚至中毒，偶然也因吃了某些"食物"而使原有的腹痛、便秘等病痛得到缓解。通过长期实践经验的积累，人们逐渐对有关自然产物的药效或毒性有了一定的了解，并在觅食时有意识地辨别、选择，以避免中毒或用以解除某些病症，药物因此而产生。有关神农"尝百草之滋味，一日而遇七十毒"的传说，生动而形象地反映了人们认识药物的过程。古人通过反复积累，从无意识的偶然体验，到有意识的试验、观察，逐步形成了最初的药物知识。

药物的发现与寻找食物有关，饮食方式的改进，如火的应用，烹调术的进步，酒、醋的发现，催生了早期药物加工、应用技术，出现炮炙、配伍和汤剂、酒剂等。"药食同源"是对中药起源的概括。

药物知识的流传，最初仅靠口耳相授。从原始社会进入奴隶社会以后，开始有了早期文字——甲骨文、金文。最早的"药"字见于金文，《说文解字》训释为"治病草也"，明确提出了"药"乃治病之物，并以植物类居多。

先秦时期关于药物的知识已有文字记载。《诗经》为西周至春秋时代的作品，记有50多种植物名称，为后来本草所收载。《山海经》成书于战国至西汉时期，载有动物、植物和矿物药120余种，并明确提出了它们的功用。1973年长沙马王堆汉墓出土的帛书《五十二病方》，可能为战国时期所作，在52个病名下，载方280首，涉及药物247种，对药物的炮制、制剂、配伍、禁忌等亦有记述。

先秦时期药物的发现与使用，药物知识的积累和流传，为本草的出现和中药学的形成准备了条件。

二、常用道地药材

道地药材又称为地道药材，就是指在一特定自然条件和生态环境的区域内所产的药材，并且生产较为集中，具有一定的栽培技术和采收加工方法，质优效佳，为中医临床所公认。

（一）关药

1. 主要产地

关药通常指东北地区所出产的道地药材。

2. 主产药材

人参、鹿茸、防风、细辛、五味子、关木通、刺五加、黄柏、知母、龙胆、哈蟆油等。

3. 药材特点

人参加工品边条红参体长、芦长、形体优美；辽细辛气味浓烈、辛香；北五味肉厚，色鲜、质柔润；关龙胆根条粗长、色黄淡；防风主根发达，色棕黄，被誉为"红条防风"；梅花鹿茸粗大、肥、壮、嫩、茸形美、色泽好。

（二）北药

1. 主要产地

北药通常指河北、山东、山西等省和内蒙古自治区中部和东部等地区所出产的道地药材。

2. 主产药材

主要有北沙参、山楂、党参、金银花、板蓝根、连翘、酸枣仁、远志、黄芩、赤芍、知母、枸杞子、阿胶、全蝎、五灵脂等。

3. 药材特点

山西党参皮细嫩、紧密、质坚韧；河北酸枣仁粒大、饱满、油润、外皮色红棕；河北连翘身干、纯净、色黄壳厚；河北易县、涞源县的知母肥大、柔润、质坚、色白、嚼之发黏，称"西陵知母"；山东东阿阿胶驰名中外。

（一）怀药

1. 主要产地

河南。

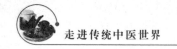

2. 主产药材

河南地处中原，河南的怀药分南北两大产区，产常用药材 300 余种，有著名的"四大怀药"怀地黄、怀山药、怀牛膝、怀菊花，以及银花、茯苓、红花、全蝎等。

（四）浙药

1. 主要产地

浙药包括浙江及沿海大陆架生产的药材。

2. 主产药材

狭义的浙药系指"浙八味"为代表的浙江道地药材如白术、杭白芍、玄参、延胡索、杭菊花、杭麦冬、山茱萸、浙贝母，以及温郁金、温厚朴、天台乌药等。

（五）南药

1. 主要产地

江南药包括湘、鄂、苏、皖、闽、赣等淮河以南省区所产药材。

2. 主产药材

湘鄂地区出产的著名药材有安徽亳菊、滁州滁菊、歙县的贡菊、铜陵牡丹皮、霍山石斛、宣州木瓜；江苏的苏薄荷、茅苍术、石斛、太子参、蟾酥等；福建的建泽泻、建厚朴、闽西乌梅（建红梅）、蕲蛇、建曲；江西清江枳壳，宜春香薷、丰城鸡血藤、泰和乌鸡；湖北大别山茯苓，鄂北蜈蚣，江汉平原的龟甲、鳖甲、襄阳山麦冬、板桥党参，鄂西味连和紫油厚朴、长阳资丘木瓜、独活，京山半夏；湖南平江白术，沅江枳壳，湘乡木瓜，邵东湘玉竹，零陵薄荷，零陵香、湘红莲、汝升麻等。

（六）川药

1. 主要产地

川药指四川、重庆所产道地药材。四川、重庆是我国著名药材产区，地形地貌复杂，生态环境和气候多样，药材资源丰富，药材种植历史悠久，栽培加工技术纯熟，所产药材近千种，居全国第一位。

2. 主产药材

川产珍稀名贵药材有麝香、冬虫夏草、川黄连、川贝母、石斛、熊胆、天麻等。大宗川产道地药材有川麦冬、川泽泻、川白芍、川白芷、川牛膝、川郁金、川黄柏、川芎、附子、川木香、川大黄、川枳壳、川杜仲、川厚朴、巴豆、使君子、明党参等。

3．药材特点

道地药材呈明显的区域性或地带性分布，如高原地带的冬虫夏草、川贝母、麝香；岷江流域的姜和郁金；江油的附子；绵阳的麦冬；灌县的川芎；石柱的黄连；遂宁的白芷；中江的白芍；合川的使君子、补骨脂；汉源的花椒、川牛膝等，都是国内外著名的中药材。川附子加工成的附片，张大均匀，油润光泽；川郁金个大、皮细、体重、色鲜黄；川芎饱满坚实、油性足、香气浓烈；白芍肥壮、质坚、粉性足、内心色内、称"银心白芍"；麦冬皮细、色白、油润；红花色泽鲜艳，味香油润；枳壳青皮白口；白芷富粉质，断面有菊花心。

（七）云贵药

1．主要产地

云药包括滇南和滇北所产的道地药材。

2．主产药材

滇南为我国少有的静风区，出产诃子、槟榔、儿茶等；滇北出产云伏苓、云木香、冬虫夏草等；处于滇南、滇北之间的文山、思茅地区以盛产三七并闻名于世，此外尚有云黄连、云当归、云龙胆、天麻等。

（八）广药

1．主要产地

广药又称"南药"，系指广东、广西南部及海南、台湾等地出产的道地药材。

2．主产药材

槟榔、砂仁、巴戟天、益智仁是我国著名的"四大南药"。桂南一带出产的道地药材有鸡血藤、山豆根、肉桂、石斛、广金钱草、桂莪术、三七、穿山甲等；珠江流域出产著名的广藿香、高良姜、广防已、化橘红等；海南主产槟榔等。

（九）西药

1．主要产地

西药是指"丝绸之路"的起点西安以西的广大地区、包括陕甘宁青新及内蒙西部所产的道地药材。

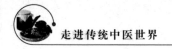

2．主产药材

党参、黄芪、当归、板蓝根、甘草、柴胡均属于行业大有量大宗品种，且大部分为药食两用。

（十）藏药

1．主要产地

藏药指青藏高原所产道地药材。

2．主产药材

本区野生道地药材资源丰富，有川贝母、冬虫夏草、麝香、鹿茸、熊胆、牛黄、胡黄连、大黄、天麻、秦艽、羌活、雪上一枝蒿、甘松等。

（十一）海药

1．主要产地

海药指沿海大陆架、中国海岛及河湖水网所产的道地药材。

2．主产药材

常见海药有珍珠、珍珠母、石决明、牡蛎、海龙、海马、昆布等。

（十二）维药

1．主要产地

维药指新疆所产的道地药材。

2．主产药材

常见维药有雪莲花、伊贝母、阿魏、紫草、红花、罗布麻、孜然、甘草、锁阳、肉苁蓉、麻黄、大黄、马鹿茸等。

（十三）秦药

1．主要产地

秦药指古秦国，现在陕西、甘肃、宁夏、青海等地所产的道地药材。

2．主产药材

常见秦药有薤白、当归、大黄、秦艽、羌活、银柴胡、枸杞子、党参、款冬花、板蓝根、茵陈、秦皮、猪苓、半夏、冬虫夏草、黄芪、麝香、独一味、名贵的西牛黄等。

三、中药采集时间

（一）植物药的采集时间

植物类药材，其根、茎、叶、花、果实各器官的生长成熟期有明显的季节性。根据前人长期的实践经验，其采收时节和方法通常以入药部位的生长特性为依据，大致可按用药部位归纳为以下几种情况。

1. 全草类

多数在植物充分生长、枝叶茂盛的花前或刚开花时采收。花蕾显现或花未开放时的夏季采收，可提高质量和产量，如益母草（最佳采摘时间为 5～8 月、仙鹤草（9～10 月）、薄荷（10 月成熟，可在成熟后 5～7d 采摘）。但个别中草药例外，如茵陈宜在 4 月幼嫩时采收，有 4 月茵陈、5 月蒿之说。

2. 叶类

一般在植物的叶片生长旺盛、叶色浓绿、花蕾开放前采收，如大青叶、紫苏叶、艾叶等品种。植物一旦开花结果，叶肉内储藏的营养物质就向花、果转移，从而降低叶类药材的质量。也有极少数叶类药材宜在秋后经霜打后采摘，如桑叶、银杏叶等，而枇杷叶则要在落叶后采。

3. 花类

花类药材采集时间必须特别注意，因为一般花期较短，若采集时间不当对药材品质影响很大。通常采集在花朵开放或含苞待放之时，如旋复花、菊花于初放时采；金银花、辛夷花在含苞待放时采；槐花、丁香在花蕾时采，一般不宜在花完全盛开后采收，因为时有效成分的含量降低影响药效，而且花瓣易脱落，质量变差，如红花初开时色黄，后变橙红，最后变暗红色，以橙红色时采收为佳。

4. 果实类

多数果实类药材在果实完全成熟时采收，如栝楼、黄栀子、薏苡仁、花椒、八角等；也有些要求果实成熟经霜打后再采，如山茱萸霜后变红、川楝子霜打变黄时才采收；还有些应在果实未成熟时采收，如青皮、枳实、橘红等。果实成熟期不一致的药材，如山楂等，要随熟随采，过早采收肉薄产量低，过期采收肉松泡，质量差。多汁浆果，如枸杞子、山茱萸等，采摘后应避免挤压和翻动。

5. 种子类

多数种子类药材要在果实充分成熟、籽粒饱满时采收，如牵牛子、决明子、补骨脂、续断子等。一些蒴果类的种子，若待果实完全成熟，则蒴果开裂，种子

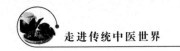

散失，难以收集，须稍提早采收，如急性子、豆蔻等。对种子成熟期不一致而且成熟即脱落的药材，如补骨脂等，应随熟随采。

6. 根和根茎类

当植物正在生长发育时，会消耗根部储藏的养分，因此一般多在植物休眠期，即秋冬季落叶后至翌年早春萌发前采收根及根茎类药材，如黄芪、党参、丹参、桔梗、丹皮、地骨皮、前胡等。此时地下根和根茎储藏的营养物质和有效成分含量最高，此时采收可避免开花抽薹，从而避免空心或木质化而失去药用价值。少数药材如白芷、当归、川芎等应在生长期采收。采收年限因品种不同而异，如牛膝、板蓝根等当年栽种当年即可采挖，而人参、黄连、西洋参等则要栽培4到5年才能收获。

7. 树皮和根皮类

树皮类药材采收时期同根茎类。根皮在冬季采收，如牡丹皮、地骨皮。先将根部从土中挖出，然后进行砸打或搓揉使皮肉与木心分离，如五加皮、远志肉等根皮。根皮类药材多在清明到夏至时间采集，此时植物体内液汁较多、形成层细胞分裂迅速，树皮易于剥离，同时有效成分含量高，如杜仲、厚朴。有些药材取皮，可在取伐木材时收。

（二）动物类药材采收时间

动物类药材因种类不同及药用部位不同，采收时间不同。

1. 全年采收

全年采收的动物类药材有龟甲、五灵脂、穿山甲、海龙、海马等。

2. 昆虫类药材

昆虫类药材，须掌握其孵化发育活动季节。

①以卵鞘入药的，如在3月中旬前收集的桑螵蛸。

②以成虫入药的，应在活动期捕捉，如土鳖虫等。

③有翅昆虫，可在清晨露水未干时捕捉，如红娘子、青娘子、斑蝥等。

3. 两栖动物类、爬行类

宜在春秋两季捕捉采收，如蟾酥、各种蛇类药材；霜降采收的，如蛤蟆油。

4. 脊椎动物类

全年都可采收，如龟甲、牛黄等；鹿茸需在清明后45～60d（5月中旬到7月下旬）锯取，防止骨化为角。

四、中药炮制

（一）修制

1. 纯净处理

采用挑、拣、簸、筛、刮、刷等方法，去掉灰屑、杂质及非药用部分，药物清洁纯净。如拣去合欢花中的枝、叶，刷除枇杷叶、石苇叶背面的绒毛，刮去厚朴、肉的粗皮等。

2. 粉碎处理

采用捣、碾、镑、锉等方法，使药物粉碎，以符合制剂和其他炮制法的要求。如牡蛎、龙骨捣碎便于煎煮，川贝母捣粉便于吞服；犀角、羚羊角镑成薄片，或锉成粉末，便于制剂和服用。

3. 切制处理

采用切、铡的方法，把药物切制成一定的规格，使药物有效成分易于浴出，并便于进行其他炮制，也利于干燥、贮藏和调剂时称量。根据药材的性质和医疗需要，切片有很多规格。如天麻、槟榔宜切薄片，泽泻、白术宜切厚片，黄芪、鸡血藤宜切斜片，白芍、甘草宜切圆片，肉桂、厚朴宜切圆盘片，桑白皮、枇杷叶宜切丝，白茅根、麻黄宜铡成段，茯苓、葛根宜切成块等。

（二）水制

1. 洗

洗是将药材放在数倍于药的清水中或液体辅料中翻动擦洗。质地轻松或富含纤维的药材，要求动作迅速，进行抢洗。质地稍硬或表面粘附泥砂杂质的药材，洗时可用一般速度，或进行充分洗涤。有些药材为了改变性能，需用液体辅料洗。药材经过洗涤，达到清洁纯净，吸水变软，便于切制和改变性能的目的，如红柴胡、香薷、车前草、蒲公英、马齿苋、陈皮、蚯蚓、鱼腥草、白花蛇舌草、半边莲、铁苋菜、虫退、海藻、昆布、土鳖、蜂房等。

2. 淋

药材不直接放入水中，而用水或其他溶液（酒、醋）反复淋洒，并趁湿用草包或蒲包包裹，使药材软化，便于加工切制，如薄荷。

3. 泡

泡是将药材放在宽水中或液体辅料中，浸泡至一定程度取出。含有大量淀粉及质地坚硬的药材，洗净后，放在清水中浸泡至软取出。动物的甲、骨放在清水中浸泡至皮、甲、肉、骨分离时取出。有些药材为了改变性能，用相适应的液体辅料浸泡至透取出。药材经过浸泡，使水分或液体辅料渗透到药材内部，达到吸水变软便于切制、除去非药用部分、改变药物性能等目的。但必须浸的才浸，浸泡的时间应根据具体情况而定。如根与茎一般浸1～4h，皮类一般1～2h，草类0.5～1h。

4．润

润是将经过清水或液体辅料处理的药材，置容器内，使其表面所吸附的水分向内渗透，达到全部湿润变软的润药方法。质地轻松或柔润的药材，先用清水抢洗，取出滤去水分，然后进行盖润。质地较硬的药材，水洗后装入篾篓，上盖麻布，使其润透。根据药材的软化情况，必要时中途可淋水1～2次，以辅助水洗时吸水的不足。质地坚硬的药材，经过一定时间的清水浸泡，捞起装入篾篓，上盖麻布，根据药材的软化情况，可进行多次淋水，使其润透。有些药材须放在缸内，用一定的液体辅料（约为药材的1/4）浸渍，经常翻动，使其一面吸入辅料，一面向内渗透，至药材润透，辅料吸尽取出。润药的时间须根据药材的坚硬程度、体积大小以及季节、气候而定，一般以润透变软为准。润的目的是为了软化药材，便于切制；用辅料浸润则是为了改变药物性能。如当归（为伞形科多年生草本植物当归的干燥根）炮制方法：拣去杂质，抢水洗净，捞起，滤去水分，稍凉，每斤用白酒一两加适量水，均匀喷上盖严，润透，切片，晒干。炮制目的：清洁药物，便于切片和制剂；酒洗增强活血散瘀作用。

5．漂

漂是将药材放在宽水中或液体辅料中漂去药材的某些内含物质。漂时须根据季节气候和药物的体积、质量，适当地掌握漂的时间、换水次数，并选择漂药的位置。漂药目的是利用水的溶出作用，除去药物的杂质以及部分挥发性、毒性物质，使药物纯净，药性缓和，毒性减低，如海螵蛸、半夏、南星、川乌、草乌、附子等。

6．水飞

水飞是利用水的悬浮作用和粗细粉末在水中的悬浮性不同，分离出细粉的方法。操作方法按下述几道工序进行。

①粉碎将不溶于水的矿物或动物药材用碾槽或粉碎机粉碎。

②过筛用100目筛或120目筛过筛。

③加水研磨置乳钵内加适量清水研磨，停研时如有膜状沫浮于液面，须用皮纸掠去，研至钵底无粗糙响声，手捻或舌舔无碜时取出。

④悬浮分离置缸内加多量清水搅拌，搅匀后静置片刻，则细粉悬浮于水中的上、中部，粗粉下沉底部，即时倾出上浮的混悬液；下沉的粗粉再行研磨、分离，反复操作，最后将不能悬浮的粗粉弃去。

⑤干燥将所得混悬液合并，静置沉淀，用橡皮管或皮纸条、灯芯吸去水分，置垫有皮纸的箩器内滤水，再置日光下盖纸晒干，乳细即得。有些药物可以不经悬浮分离这道工序。

水飞的目的是为了制出极细粉，除去水溶性杂质，避免研磨时的飞扬损耗，如朱砂、雄黄、玛瑙、滑石、炉甘石等。

（三）火制

1. 炒

炒有炒黄、炒焦、炒炭等程度不同的清炒法。炒黄、炒焦使药物易于粉碎加工，并缓和药性；种子类药物炒后则煎煮时有效成分易于溶出。炒炭能缓和药物的烈性、副作用，或增强其收敛止血的功效。还有拌固体辅料如土、麸、米炒的，可减少药物的刺激性，增强疗效，如土炒白术、麸炒枳壳、米炒斑蝥等。与砂或滑石、蛤粉同炒的方法习称烫，药物受热均匀酥脆，易于煎出有效成分或便于服用，如砂炒穿山甲、蛤粉炒阿胶等。

2. 炙

用液体辅料拌炒药物，使辅料渗入药物组织内部，以改变药性，增强疗效或减少副作用的炮制方法称为炙。通常使用的液体辅料有蜜、酒、醋、姜汁、盐水、童便等。如蜜制黄芪、甘草可增强补中益气作用；蜜炙百部、款冬花可增强润肺止咳作用；酒炙川芎可增强活血之功；醋炙香附可增强疏肝止痛之效；盐炙杜仲可增强补肾功能；酒炙常山可减轻催吐作用等。

3. 煅

将药物用猛火直接或间接煅烧，使质地松脆，易于粉碎，充分发挥疗效。坚硬的矿物药或贝壳类药多直接用火煅烧，以煅至红透为度，如紫石英、海蛤壳等。间接煅是置药物于耐火容器中密闭煅烧，至容器底部红透为度，如制血余炭、陈棕炭等。

4. 煨

利用湿面粉或湿纸包裹药物，置热火灰中加热至面或纸焦黑为度，可减轻药

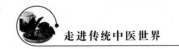

物的烈性和副作用，如煨生姜、煨甘遂、煨肉豆蔻等。

5．烘焙

将净选或切制后的药物用文火直接或间接加热，使之充分干燥的方法，称为烘焙法。对某些昆虫或其他药物，为了便于粉碎和贮存，往往采用烘焙的方法进行处理。操作方法：烘，是将药物置于近火处或利用烘箱、干燥室等设备，使药物中所含水分徐徐蒸发。焙，是将净选后的药物置于金属容器或锅内，用文火经较短时间加热，并不断翻动，焙至药物颜色加深，质地酥脆为度。

（四）水火共制

1．煮

煮是用清水或液体辅料与药物共同加热的方法，如醋煮芫花、酒煮黄芩。

2．蒸

蒸是利用水蒸气或隔水加热药物的方法。不加辅料者，称为清蒸；加辅料者，称为辅料蒸。加热的时间，视炮制的目的而定。如改变药物性味功效者，宜久蒸或反复蒸晒，如蒸制熟地、何首乌；为使药材软化，以便于切制者，以变软透心为度，如蒸茯苓、厚朴，为便于干燥或杀死虫卵，以利于保存者，加热蒸至"园气"，即可取出晒干，如蒸银杏、女贞子、桑螵蛸。

3．淬

淬是将药物锻烧红后，迅速投入冷水或液体辅料中，使其酥脆的方法。淬后不仅易于粉碎，且辅料被其吸收，可发挥预期疗效。如醋淬自然铜、鳖甲，黄连煮汁淬炉甘石等。

（五）其他制法

1．制霜法

药物经加工处理而产生的松散粉末或析出的细小结晶，因形态与寒霜相似，故名"霜"，这种加工方法在中药炮制学上称为制霜法。药物制霜是为了降低毒性、缓和药性、消除毒副作用、增强疗效。在实际工作中，各具制霜原理不同，可将制霜法分为去油成霜、升华成霜、风化成霜及由副产物得霜。

2．发酵

药物在一定的温度和湿度下，利用霉菌使其发泡、生霉的方法，称发酵法。发酵的目的为药物经发酵处理，改变原有性能，产生新的作用，以适应临床治疗需要。发酵的方法将含有一定量水分或进行过一定程度加热的药物，铺在容器内用稻草或鲜药草或麻袋盖在上面，或垫在下面，放在温度、湿度适宜的环境进行。温度和湿度对发酵的影响极大。温度过低，或湿度过小（即过分干燥），则不能进行发酵，或发酵进行得很慢。而温度过高，湿度过大，不适应霉菌生长，发酵亦难以进行。一般以温度 30～37 ℃，相对湿度 70%～80 % 为宜。由于微生物的繁殖、产生发酵，使药物表面呈现黄白色的霉衣，内部发生斑点，气味芳香，又无霉气时，进行干燥，最为适宜。制作时间以五、六月份为佳，如淡豆豉、胆南星。

3. 发芽

发芽法是炮制方法之一。指将成熟的果实及种子，在一定的温度和湿度条件下，促使萌发幼芽的一种炮制方法，亦称"蘖法"，其目的是通过发芽使其具有新的功效。扩大用药品种，以适应临床多方面的要求。通常是选取成熟饱满的麦、稻、粟或大豆，用清水浸泡湿度，捞出，置于能排水的容器内，用湿物盖严，每日淋水 2～3 次，以保持湿润，在 18～25 ℃温度下，约经 3 日，即能生芽，待芽长 0.2～1cm 时，取出干燥。如麦芽、谷芽、大豆黄卷等的炮制方法。

五、中药的性能

（一）四气

1. 寒

寒性中药可以分为大寒和胃寒，临床用药上主要是为了治疗热性疾病，也就能达到清热解毒作用。如大黄，性寒，生用泻下清热，酒制后活血逐瘀，炒炭后可止血。

2. 热

热性中药能治疗寒性疾病，主要是达到养阴和散寒效果。如附子，性大热，为"回阳救逆第一品药"，可补脾肾。

3. 温

温性中药能达到滋补作用，也就能起到温中散寒和温经通络作用。如黄芪，性温，善入脾胃，为"补中益气要药"。

4. 凉

凉性中药能凉血和清热，主要是治疗热症。如薄荷，性凉，辛凉解表，为"疏散风热常用之物"。

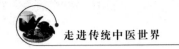

（二）五味

1. 辛味药

这类药辛温芳香，含各种挥发油。如解表药有促进发汗、改善微循环、抗炎、镇痛等作用，包括麻黄、薄荷等药物。又如理气药，能调节消化系统的功能，起到健脾开胃、理气止痛的作用，包括木香、香附、乳香等药物。治疗风寒感冒可用麻黄、薄荷、生姜煎汤服用。治疗外伤淤血肿痛、痛经，则可用木香、红花泡酒服用来活血化淤。

2. 甘味药

这类药的主要成分有氨基酸、糖、维生素等，能补养人体，提高人体的抗病能力。如人参、黄芪、当归、熟地等补益气血，而甘草、大枣、蜂蜜、饴糖等则可治疗痉挛疼痛。另外，味甘能润，如天冬、麦冬、黄精等药物就能够滋阴润燥，治疗干咳、口渴等症。治疗中气不足、疲劳等症，用党参、大枣与糯米煮粥服用。

3. 酸味药

这类药含有鞣质和有机酸，能够收敛正气和津液。比如五味子、诃子、乌梅、白芍，可以收敛耗伤之气，治疗久咳不愈等。而山英肉、赤石脂、芡实、金樱子等药物，则有涩精、涩肠的作用，可治疗遗精、久泻等病症。治疗出汗过多、腹泻、尿频，可以用五味子、乌梅水煎服。治疗遗精，则可用五味子、牡蛎做丸药服。

4. 苦味药

这类药中多含有生物碱和类。苦能燥湿，如黄连、厚朴可治内湿之症。苦能泻火，如苦杏仁能泄肝平喘，山栀能清心火、除烦热，大黄能泄肠腑、通积滞。苦能坚阴，如黄柏、知母能泻虚火、固肾阴。治疗肺热咳嗽可用杏仁、栀子、知母水煎服。经常以大黄泡茶饮用则可治疗热结便秘。

5. 咸味药

这类药中含碘和无机盐，能软坚化积，如牡蛎、昆布、海藻能治疗痰液凝结造成的擦病、瘿瘤、腹中包块等；还能泻下，治疗大便燥结不通，可用芒硝。治疗擦病、淋巴结肿大、结核等，可用芒硝、海带、昆布等水煎服。治疗喉部因痰核吞之不下，咳吐不出，则可用海蛤壳、青黛等做丸药服。

（三）毒性

中药的毒性包括广义的毒性和狭义的毒性。古人认为：药物都有偏性，这个偏性被称为毒，所以有的书籍把中药称谓毒药，这是广义的毒性。例如张景岳在《类经》里就曾说到："药以治病，因毒为能。所谓毒者，以气味之有偏也，凡可辟邪安正者，均可称为毒药"。而中医的治疗原则是"治病求本、以偏纠偏"，就是利用药物的偏性，来纠正人体阴阳的偏胜偏衰的矛盾，以达到阴阳平衡、延年益寿的目的。狭义的毒性是指中药本身的毒性，使用不当容易对人体造成伤害，甚至死亡。在《中国药典》2015 版中，"性味与归经"项下，有"有大毒""有毒""有小毒"的表述。有大毒系指毒性剧烈、治疗剂量与中毒剂量相近，使用不当会致人中毒或死亡的药品，国务院出台《医疗用毒性药品管理办法》，对有大毒的中药进行特殊管理。而有毒和有小毒的药品没有强制性的要求，《中国药典》也只是说：作为临床用药的警示性参考。

六、中药配伍及禁忌

（一）药物的配伍

1．单行

中药中的单行是指只用一种药物就可以达到治病的效果。这种单行药物通常用于方剂中，不需要配伍其他药物。例如，《神农本草经》中记载的清金散就是单用一味黄芩治疗肺热咳血的病证。

2．相须

中药中相须的含义就是两种功能相似的药物，在进行配伍使用时，可以增加原有药物本身的功能。最常见的相须配伍就是石膏配知母，可以增强清热泻火的功效。两药相须，并不像 1+1=2 这样简单，还应注意药物用量的配伍。比如说蜈蚣与全蝎配伍，抗惊厥效果极佳。但是只用蜈蚣药效甚微。只用全蝎，几乎没有抗惊厥作用。所以两种药配伍，会产生 1+1>2 的功效。

3．相使

中药相使指的是一种药物可以增加另一种药物的治疗作用，起到增加疗效的作用。比如麻黄汤中用桂枝，桂枝可以增加麻黄发汗的作用，属于药物配伍使用中最合适的配伍。相使的药物一般是同种作用的药物，同一类的药物。一个方剂中两个药物相使使用属于中医中药配伍中的君臣关系。

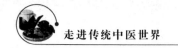

4. 相畏

中药相畏也就是一种药物受到另一种药物的抑制，能够减轻这类药物的副作用或毒性，甚至使这类药物完全丧失药物功效，比如半夏畏生姜，也就是生姜可以抑制半夏的副作用或者毒性；巴豆畏牵牛子，也就是牵牛子可以抑制巴豆的副作用或者毒性。

5. 相杀

中药相杀是指一种药物能够减轻或消除另一种药物的毒副作用。如生姜能减轻或消除生半夏和生天南星的毒性或副作用，所以说生姜杀生半夏和生天南星的毒。相畏相杀实际上是同一配伍关系从不同角度的两种提法。

6. 相恶

中药相恶即两种药物合用，一种药物与另一药物相作用而致原有功效降低，甚至丧失药效。如人参恶莱菔子，因莱菔子能削弱人参的补气作用。

7. 相反

中药相反一般是指两种中药不能一起使用，如果两者合用则可能出现或使原有的不良反应以及毒性加重，例如甘草与大蓟、海藻、甘遂等药物具有相反的性质，存在配伍禁忌；乌头与贝母、半夏、白蔹、白及禁止配伍使用等。

（二）用药的禁忌

1. 配伍禁忌

中药配伍禁忌指某些药物在复方中禁止或不宜配合运用，主要是"十八反"和"十九畏"。

十八反是指乌头（包括川乌、草乌、附子）反浙贝母、川贝母、平贝母、伊贝母、湖北贝母、瓜蒌、瓜蒌皮、瓜蒌子、天花粉、半夏、白及、白蔹；甘草反甘遂、京大戟、红大戟、海藻、芫花；藜芦反人参、西洋参、党参、丹参、玄参、南沙参、北沙参、苦参、细辛、白芍、赤芍。

十九畏是指：硫黄畏朴硝（芒硝），水银畏砒霜，狼毒畏密陀僧，巴豆畏牵牛，丁香畏郁金，川乌、草乌畏犀角，牙硝（芒硝）畏三棱，官桂（肉桂）畏赤石脂，人参畏五灵脂。

十八反、十九畏，所谓的反、畏，是指这样的药物搭配在一起，可能会产生有毒有害的物质，导致药物副作用增加，导致药物疗效降低等。因此使用中药时需要注意这些配伍禁忌，一定不要一起使用。

2. 妊娠用药禁忌

禁用药多系剧毒药，或药性作用峻猛之品，及堕胎作用较强的药。水银、砒霜、雄黄、轻粉、斑蝥、马钱子、蟾酥、川乌、草乌、藜芦、胆矾、瓜蒂、巴豆、甘遂、大戟、芫花、牵牛子、商陆、麝香、干漆、水蛭、虻虫、三棱、莪术等。

慎用药主要是活血化瘀药、行气药、攻下导滞药、药性辛热的温里药及性质滑利之品。牛膝、川芎、红花、桃仁、姜黄、牡丹皮、枳实、枳壳、大黄、番泻叶、芦荟、芒硝、附子、肉桂等。

3. 服药时的饮食禁忌

（1）忌口油腻食物

油腻的食物吃了不容易被消化和吸收，如果和中药一起吃，会影响胃肠道吸收药物的有效成分，从而降低治疗效果。所以，炸鸡、汉堡、红烧类、干锅类等油腻的食物不要吃。服用中药期间，要记住烹饪菜肴的时候，要少放一些食用油，不要用猪油炒菜。

（2）忌口辛辣食物

辛辣的食物吃多了耗气动火，喝中药的时候不适合吃这类食物。如果说在喝治疗疮毒等热性疾病的中药时，若是吃了辛辣的食物，则会导致炎症扩散，加重病情。如果说在喝凉血、败毒、滋阴、清热等功效的中药，若是吃了辛辣的食物，则会抵消中药疗效。所以在喝中药的时候，需要忌口辛辣的食物。也就是烹饪菜肴的时候，不能加入辣椒、胡椒、生姜、葱、蒜等调味料。带有这些调味料的菜肴，统统都不能吃，必须忌口。

（3）忌口生冷食物

生冷食物性寒凉，吃了会刺激肠胃。如果在喝中药的时候吃了，则会影响肠胃对药物的吸收，从而降低治疗效果。尤其是在喝具有祛寒、温经通络、暖胃、健脾、除湿等功效的中药时，必须要忌口生冷的食物。生冷的食物有不少，比如说西瓜、冰棒、冰淇淋、雪糕，还有加冰块的果汁、奶茶、奶昔等。这些在喝中药的时候，也不能吃。

（4）忌口浓茶

生活中有些人喜欢喝浓茶，没有生病的时候，适量喝一些问题不大。但是喝中药期间，建议要忌口浓茶，因为浓茶中含有会降低药效的鞣酸。

（5）忌口萝卜

不管是吃西药还是喝中药，很多人都知道在吃药期间是不能吃萝卜的，尤其是喝中药的时候。因为萝卜具有破气、消食的作用，人们在喝中药的时候吃萝卜，

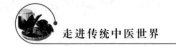

中药材的补益作用会被削弱，尤其是服用滋补功效强的中药时，如人参、黄芪等。

七、中药的用法

（一）给药途径

给药途径亦是影响药物疗效的因素之一。在长期的用药实践中，我们的祖先创立了许多用药方法。在给药途径方面，也积累了丰富的经验。

中药的传统给药途径，主要以内服和外用（口服和皮肤用药）为主。此外还有吸入、舌下给药、粘膜表面给药、直肠给药等多种途径。20世纪30年代以来，中药的给药途径又增添了皮下注射、肌内注射、穴位注射和静脉注射等。

不同的给药途径各有其特点。因为机体的不同组织对于药物的吸收性能不同，对药物的敏感性亦有差别，药物在不同组织中的分布、消除情况也不一样。所以，给药途径不同，会影响药物吸收的速度、数量以及作用强度。有的药甚至必须以某种特定途径给药，才能发挥某种作用。如石膏的清热泻火，以内服为主；而收湿敛疮，必须是煅后外用。临床用药时，具体应选择何种途径给药，应综合考虑药物的作用特点与证情的需要。而病证与药物对给药途径的选择，还须通过对剂型的选择来体现的。

（二）应用剂型

中成药分内服和外用两种。内服中成药的常用剂型为丸剂、散剂、颗粒剂、片剂、胶囊剂等，主要适用于脏腑气血异常所导致的各种疾患。内服中成药一般在中药材的毒副作用方面要求比较严格。外用中成药常用的剂型有膏贴剂、搽剂、栓剂、滴鼻剂、滴眼剂、气雾剂等，主要适用于疮疡、外伤、皮肤及五官科的多种疾患。外用中成药中相当数量有不同程度的毒性，使用时应慎重，以防中毒。

1．片剂

片剂分浸膏片、半浸膏片和全粉片等，是常用的现代剂型之一。片剂体积小，用量准确，易崩解生效快，且具有生产效率高、成本低、服用及储运方便的优点。片剂适用于各种疾病。

2．丸剂

丸剂是中成药最古老的剂型之一，有蜜丸、水蜜丸、水丸、糊丸、浓缩丸、微丸等类型。滋补类药物、小儿用药、贵重及含易挥发性成分的药物常制成蜜丸，多用于治疗慢性病和虚弱性疾病，如六味地黄丸、人参鹿茸丸等。

3. 散剂

散剂分内服散剂和外用散剂，也是我国古老剂型之一。散剂治疗范围广，服用后分散快，奏效迅速，且具有制作方便、携带方便、节省药材等优点。有效成分不溶或难溶于水，或不耐高温，或剧毒不易掌握用量，或者贵重细料药物适宜于制成散剂，如银翘散、活血止痛散。

4. 膏剂

膏剂有内服和外用两种。内服膏剂具有吸收快、浓度高、体积小、便于保存、可备较长时间服用的特点，一般多为补益剂，如阿胶补血膏。外用膏剂有两种，一种是膏药，亦称薄贴，一般用于风湿痛及跌打损伤等，如伤湿止痛膏；另一种外用膏剂是软膏，如马应龙麝香痔疮膏。

5. 丹剂

丹剂大多含水银成分，常用以配制丸散供外用，具有消肿生肌、消炎解毒的作用，如红升丹、白降丹等。

6. 合剂

单剂量包装的合剂又称口服液。合剂既能保持汤剂的特点，又能避免汤剂临时煎煮的麻烦，便于携带、储存和服用。口服液的浓度更高，常加入矫味剂，因此用量小、口感好、作用快、质量稳定、携带方便以及容易保存。

（三）煎煮方法

1. 煎药器具

（1）瓦罐（图 2-1）

瓦罐也是中药煎煮的理想选择之一，因为它能够将药材的药性完好地保存下来。

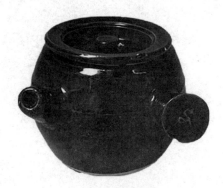

图 2-1 陶土瓦罐

（2）砂锅（图 2-2）

砂锅是中药煎煮的最佳器具之一，因为它能够保持药材的天然味道和药效。

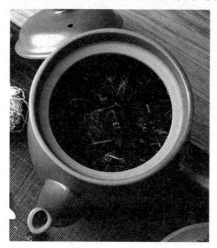

图 2-2　煎药砂锅

（3）瓷罐（图 2-3）

瓷罐可以用来煎煮药物，但是其耐热性和保温性较差，对于药材的保存不如砂锅和瓦罐。

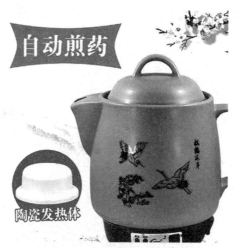

图 2-3　全自动煎药陶瓷壶

2. 煎药用水

煎药用水可因地制宜，凡洁净的河水、雨水、雪水、井水、自来水、蒸馏水等均可使用。一般水比药面高出 3～4cm 即可。有些药物随水浮起，可以搅拌后再量水位。另一种方法是头煎加水 500～600mL，二煎加水 400mL。中药宜先在水里浸泡半小时后再煎，这样容易把有效成分煎出来。煎出量的多少，根据病人的病情、年龄等具体情况决定。成人量约 200～300mL 为宜，儿童量约为成人的 1/4～1/2，即 50～150mL。

3．煎前浸泡

中药药材绝大多数是干品，干燥而质地细密、坚硬，有效成分已结晶或定形沉淀于细胞内，水分不易渗入，如果在煎煮之前先用冷水浸泡一段时间，药材会变软，细胞会膨胀，有效成分容易被煎出。有些药材含淀粉、蛋白质较多，如果不经浸泡而上火煎煮，会使药材表面的淀粉糊化，蛋白质凝固，堵塞药材表面的毛细孔道，水分进不去，有效成分不易被煎出，影响药物疗效。

浸泡时间根据药物而定，花、叶、细茎等质地疏松的药物，浸泡半小时即可；块根、根茎、种子、果实等质地坚硬的药物，应浸泡 1h；而矿物、动物、介壳类药物，浸泡时间需更长。但要注意浸泡时间不宜过久，特别是夏季，以免药物变质。浸泡药物的水要直接用来煎药，不能倒掉。

4．煎煮火候及时间

煎煮的火候武文交替。一般中药煎煮时先用武火（大火）煮沸，再用文火（小火）煎煮，文武火交替煎煮，有利于药效煎出。对于滋补剂及一些质地坚硬如矿物类、贝壳类等用武火煮沸后再用文火慢慢煎煮。对解表、清热剂及一些质地轻泡的如芳香类、花叶类等多用武火速煎。

在煎药时，要掌握好时间，可以避免中药煎煮过浓，从水开后算起，按照中药治疗疾病的类型控制煎煮时间。用于治疗急性热病、四季外感风寒、风热类疾病的清热发散性药物，头煎从沸后用中火偏大煎煮 18 min 左右即可，第二煎沸后，再煎 15 min 左右；用于治疗一般常见的慢性病，如脏腑功能失调、脾胃病、高血压病、心血管类疾病的调理性药物。头煎从沸后中火煎煮 25 min 左右，第二煎沸后，再煎 18 min 左右；用于治疗虚损性疾病的补益药，如气虚、血虚、肾虚等各类虚损病症的药物，头煎从沸后小火煎煮 35 min 左右，第二煎沸后，再煎 25min 左右。

5．榨渣取汁

汤剂煎成后应榨渣取汁，因为一般药物加水煎煮后都会吸附一定的药液，同时已经溶入药液的有效成分可能被药渣再吸附。如药渣不经压榨取汁就抛弃，会造成有效成分的损失。

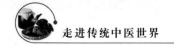

6. 煎煮次数

煎煮的次数两次为宜。过多的煎煮对药效也有影响。两次煎煮的药液合并后，再分次服用。煎煮时间以煮沸后计算，一般中药第一煎为 20～30 min，第二煎为 15～20 min。滋补剂第一煎为 40～60 min，第二煎为 25～30 min，解表剂第一煎为 15～20 min，第二煎为 10～15 min。每次煎药结束后，都应该尽快过滤，以免药液再被吸收到药渣中。可以将药液倒入干净的纱布中过滤，以滤掉毛絮等杂质，防止引起过敏。

第二节　常用中药

一、解表药

凡能疏肌解表、促使发汗，用以发散表邪、解除表证的药物，称为解表药，或发表药。根据解表药的药性和主治差异，一般将其分为发散风寒药和发散风热药两类，又称辛温解表药与辛凉解表药。

（一）发散风寒药

1. 麻黄（图 2-4）

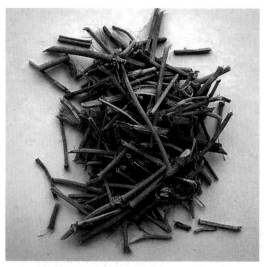

图 2-4　麻黄

（1）中药功效

①发汗解表，宣肺散寒。主要用于外感风寒所导致的恶寒发热、头身疼痛、脉浮紧等表实证，经常与桂枝相须为用，增强发汗解表的力量，如麻黄汤。

②宣肺气、散风寒、平喘。治疗风寒束肺导致的喘咳诸证，经常与杏仁、甘草配伍组成三拗汤，增强止咳平喘功效。

③发汗利水。有助于消散水肿，用于水肿证时还兼有表证的证侯，经常与生姜、白术等同用，比如《伤寒论》里越婢加术汤。

另外，麻黄也有温散寒邪作用，本品经常配伍其他相应的药物治疗风湿痹痛，以及阴证的疮疡等。

（2）现代功效

①清热解毒。黄麻的籽实具有清热解毒的功效，可以用来治疗发热、头痛、咳嗽、咽痛、痢疾等症状。

②止血消肿。黄麻的叶子、根、籽实和果实都具有止血消肿的作用，可以用来治疗外伤、烫伤、瘀血、痔疮等病症。

③消肿止痛。黄麻的籽实具有消肿止痛的功效，可以用来治疗肌肉酸痛、关节炎等症状。

④抗菌消炎。黄麻的籽实具有抗菌消炎的作用，可以用来治疗皮肤病、口腔溃疡等病症。

⑤抗癌作用。黄麻的籽实具有抗癌作用，可以有效抑制癌细胞的生长和扩散，对治疗癌症具有一定的作用。

⑥养肝明目。黄麻的籽实具有养肝明目的作用，可以促进肝脏的新陈代谢，改善视力，治疗肝炎、肝脏病等病症。

⑦润肠通便。黄麻的籽实具有润肠通便的作用，可以促进肠道蠕动，改善便秘症状，治疗腹泻、消化不良等病症。

⑧抗过敏作用。黄麻的籽实具有抗过敏作用，可以抑制过敏反应，治疗过敏性鼻炎、哮喘等病症。

2. 桂枝（图 2-5）

（1）中医功效

①发汗解肌。桂枝能外散风寒，治疗外感风寒，可与麻黄、白芍、细辛、附子配伍使用。

②温通经脉。桂枝能治疗各种寒症引起的肢体疼痛，如风湿寒痹、脾胃虚寒、寒凝血滞引起的腹痛、痛经及闭经等。

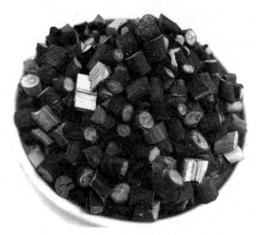

图 2-5　桂枝

③温阳化气。桂枝能振奋乳房阳气，治疗心阳不振、胸痹心痛、脉结代等，同时能缓解身体浮肿。

（2）现代功效

①抗菌消炎。桂枝含有一定量的肉桂醇等有效成分。经过研究发现，能起到显著的抗菌消炎作用，特别是对大肠杆菌、金黄色葡萄球菌和枯草芽孢杆菌的抑制作用。当人体感染伤寒菌或肺炎球菌引起肺炎时，可用桂枝进行调理治疗。此外，桂枝具有抗病毒作用。

②利尿消肿。桂枝具有利尿消肿的作用，是五苓散的主要药物成分。对于有肢体水肿、眼睑水肿等症状的人，服用桂枝有助于消除水肿。此外，还可以治疗一些泌尿系统疾病。

③降血压、减脂。桂枝中的桂枝油具有挥发作用，摄入后能有效促进血液流向体表，并能帮助扩张局部血管，从而降低血压。还能帮助降低血液中的胆固醇含量，有降血压、降血脂的作用。是高血脂、高血压患者的常用药。

④镇静安神。桂枝中含有桂皮醛，具有镇静安神的作用，有助于减少癫痫发作，促进睡眠的形成，缓解失眠多梦。

⑤抗过敏。当人体免疫系统功能异常，出现过敏反应时，可服用桂枝进行治疗。桂枝所含的挥发油能降低补体的活性，起到非常显著的抗过敏作用。

3．生姜（图 2-6）

（1）中医功效

①温中散寒。生姜能够温中散寒，促进血液循环，增强机体的代谢能力，缓解腹痛、腹泻、呕吐等症状。

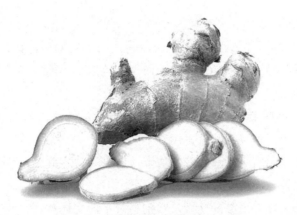

图 2-6　生姜

②止咳化痰。生姜具有镇咳化痰的作用，能够缓解咳嗽、喉痛等症状。

③解毒祛湿。生姜能够清热解毒，具有一定的抗菌消炎作用，能够缓解湿热引起的症状。

④驱寒散瘀。生姜能够驱寒散瘀，促进血液循环，缓解疼痛、淤血等症状。

（2）现代功效

①具有解热、镇痛的作用常应用于复方抗感冒药中，如感冒疏风颗粒、感冒解热冲剂、感冒疏风片、贯黄感冒颗粒等。

②具有止吐、保护胃黏膜、促进肠蠕动、保肝利胆等作用，常应用于消化系统用药中，如延胡胃安胶囊、参柴颗粒、香砂养胃软胶囊、生姜泄心片、健胃片等。

③具有抑菌、抗氧化的作用，可以化痰止咳，常见的中成药有感冒炎咳灵片、感冒炎咳灵糖浆、保宁半夏曲、桂龙咳喘宁胶囊、气管炎丸。

4. 防风（图 2-7）

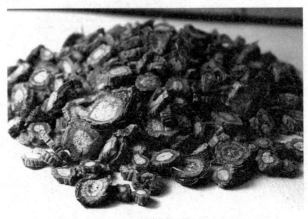

图 2-7　防风

（1）中医功效

①祛风解表。防风是发散风寒的解表药，属于伞形科植物，性味为甘、辛、微温，归膀胱肝脾经，主要功效为祛风解表。可以用于治疗感冒头痛。主要用于感冒风寒所致的头痛、身疼、恶寒等。

②止泻。防风配上柴胡、羌独活等药，能散风胜湿，升清止泻。其药性偏温、阴血亏虚，热病动风者不宜食用。

③止血。正因为防风能够升脾之清阳，如果将它炒黑，有增强止血之效。

（2）现代功效

①抗菌。防风具有抗菌的功效，特别是对于痢疾杆菌和溶血性链球菌，具有很好的抑制作用。

②舒筋活络。防风是很多舒筋活血的药物的主要成分，因为防风能有效缓解肌肉疼痛的症状，具有舒筋活络的功效，它能治疗骨关节疼痛、经络不通的现象，也可以与羌活通同用。

③美容养颜。防风具有美容养颜的功效，它能增强肌肤的免疫能力，能起到美容的效果，它还是护肤产品中常用的成分之一。

（二）发散风热疗

1. 薄荷（图2-8）

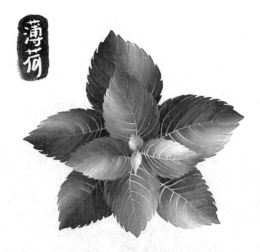

图2-8　薄荷

（1）中医功效

①疏散风热。薄荷具有疏散风热的功效，主要用于风热感冒证，临床上表现

为发烧、怕冷、嗓子痛、头痛、咳嗽、咳吐黄痰或者咳痰不爽、大便偏干等感冒症状。

②解毒透疹。薄荷有解毒透疹的功效，对于麻疹疹出不畅，用薄荷可以使麻疹透发出来，缩短病程。

③清利头目、通鼻窍。薄荷具有清利头目、通鼻窍的功效，用于外感风热或者外感风寒入里化热引起的咽喉疼痛、头痛等症状，以及感冒或者过敏引起的鼻塞、流鼻涕。

④疏肝理气。薄荷有疏肝解郁、理气的功效，对于肝气不舒引起的胁肋疼痛、心情不畅、失眠多梦、郁郁寡欢等症状可以起到缓解作用。

（3）现代功效

①缓解疼痛。研究发现，手术中向麻醉面罩喷洒薄荷精油可以降低麻醉药用量和术后镇痛药用量。美国威灵耶稣大学和德国头痛专家的研究都发现，薄荷可以缓解头痛，效果与止痛药一样好。

②缓解压力。现代人易疲惫，对于工作压力大的人群，更容易产生烦躁、失眠、肝气郁结等症状。薄荷能有助缓解烦躁、失眠等症状，改善抑郁等不良情绪、能提振精神、使身心欢愉、帮助入眠。

③杀菌抗菌。薄荷有极强的杀菌抗菌作用，薄荷对蚊虫叮咬皮肤有脱敏、消炎和抗菌的作用；对上呼吸道感染亦有明显的止咳、消炎和抑菌作用。常喝它能预防病毒性感冒、口腔疾病，使口气清新。用薄荷茶汁漱口，可以预防口臭。

2. 蝉蜕（图2-9）

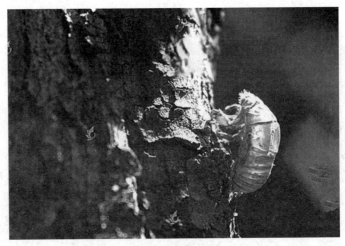

图2-9 蝉蜕

（1）中医功效

①疏风清热。蝉蜕甘寒清热，能凉散风热，常用于小儿感冒、发热恶寒等。

②透疹。蝉蜕具有清热作用，主要的功效是疏风热，所以可用于治疗发疹性的疾病，比如小儿急疹、风疹、麻疹等，常与牛蒡子、薄荷同用。

③定惊解痉。蝉蜕可以用于破伤风、小儿惊风、夜啼等疾病，蝉蜕既能驱外风又能息内风；对于破伤风出现的四肢抽搐，可配合蝎子等同时服用；对于惊风、小儿夜啼出现的惊痫不安，可配合钩藤同用，治疗效果比较显着。

④明目退翳。蝉蜕对于风热所引起的目赤、翳障以及麻疹后的目生翳膜有明目退翳的作用，可以配合菊花、谷精草、白蒺藜等应用治疗。

⑤利咽开音。蝉蜕用于咽喉肿痛以及音哑等症，适合于外感风寒患者出现的咽喉肿痛，因为蝉蜕具有疏风热、利咽喉的作用，与薄荷、牛蒡子、连翘、菊梗、甘草配合，可以起到治疗效果；同时蝉蜕特别适合风邪郁肺、肺气失宣所引起的声音嘶哑，有宣肺开咽的功效，常和菊枕、玉蝴蝶、胖大海等同用。

（2）现代功效

①具有抗惊厥的作用。通过药理研究表明，蝉蜕煎剂对与由硝酸士引起的惊厥有对抗作用，所以说服用蝉蜕熬制的药物可以延长惊厥动物的存活期，起到了抗惊厥的药理作用。

②具有抗过敏的作用。通过多项研究表明，蝉蜕可使一些巨噬细胞所具有的吞噬功能增强，达到提高人体免疫力的作用。所以在人体皮肤过敏以及超敏反应中可以起到一定的抗过敏作用。

③具有镇静的药理作用。这是因为蝉蜕能够增强延长戊巴比妥钠的睡眠时间，所以蝉蜕具有一定的镇静作用。

3．桑叶（2-10）

（1）中医功效

①疏肝理气。桑叶具有理气的作用，可以用于调肝气，在临床上可以缓解肝郁气滞的情况。通过理气也可以活血，所以桑叶也具有调理气血的功效。

②清肺润燥。桑叶具有清肺润燥的功效，可用于风热感冒所引起的鼻塞、发热、头痛、肺部燥热等症状，对于肺热所引起的干咳也有改善作用。

③平肝明目。桑叶具有清肝明目的功效，出现眼睛干涩、看东西模糊，甚至夜盲症，可用桑叶煎水洗眼改善因肝火引起的眼部干燥等问题，改善眼部不适。

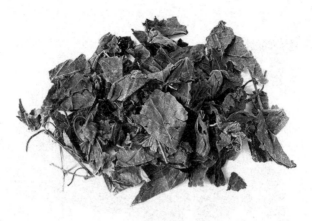

图 2-10　桑叶

（2）现代功效

①降血糖。桑叶的单细胞成分具有胰岛素样作用（insulin-like effect），有极好的抗糖尿病作用，使用十分安全，单细胞生成率高，可用来治疗糖尿病继发症状，如血糖过高、尿糖过高和白内障等。

②降血脂。桑叶的利水作用既可以排尿，又可以排走细胞中多余的水分，同时将血液中过剩的中性脂肪和胆固醇排清，当血液中性脂肪减少时，贮存的脂肪就释放出来。桑叶中含有较多的粗纤维、人体必需氨基酸、维生素和矿物质。因此，桑叶在改善高脂血症的同时，又能预防心肌梗死和脑出血。

③镇咳作用。实验研究发现，桑叶醇提液与复方甘草口服溶液具有相同的药理效应，有一定的镇咳作用。然而其镇咳的有效成分及作用机制有待进一步研究。

④降血压。桑叶具有清热散风、降压明目之功效，对高血压患者有良好的降压、保健作用。

⑤抗菌、抗病毒。桑叶具有抑菌作用，主要是由于酚类物质破坏了细胞壁及细胞膜的完整性，导致微生物细胞释放胞内成分，引起膜的电子传递、营养吸收、核苷酸合成及 ATP 活性等功能障碍，从而抑制微生物的生长。

⑥缓衰老作用。桑叶中的 SOD 能催化超氧阴离子自由基发生歧化而生成分子氧和过氧化氢，能及时清除自由基，从而能保护机体不受自由基的伤害，在人体抗衰老中起着非常重要的作用。

⑦解痉、抗溃疡作用。桑叶中的槲皮素能降低肠、支气管平滑肌的张力，其解痉作用强于芸香苷，芸香苷能降低大鼠的胃运动功能，并能解除氯化钡引起的小肠平滑肌痉挛。

4. 葛根（图 2-11）

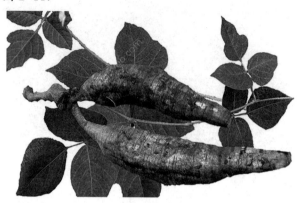

图 2-11　葛根

（1）中药功效

退热生津，升阳止泻，清热明目，疏风解毒。

（2）现代功效

①降低血压。葛根在进入身体之后能够很好的阻断血管紧张的情况，是一种非常好的抗高血压的药材，能够有效的逆转高血压所导致的心肌肥厚情况。另外，葛根中所含有的葛根素能够有效的增高血管的水平，令身体快速的恢复正常。另外，葛根素还能够有效的改善血液循环，降低身体中的血糖，有效的降低血清中所含有的胆固醇。

②防治癌症。研究发现，葛根中能够提取出总黄酮成分，能够有效的抑制患有胃癌。以及肺癌的作用。这是因为葛根中所含有的黄铜能够明显的提高体内NK 细胞等的活性，阻断细胞出现癌变的可能。

③增加冠状循环。将葛根用水进行冲泡或者是煎服，也可以制作成浸膏，这些都能够令身体吸收葛根中所含有的葛根素以及总黄酮，这些物质在进入身体之后能够有效的扩张冠状血管，令血液流量增加，减少血管中血液运行的阻力。

④治疗心律失常以及心肌梗赛。葛根中所含有的各种物质以及营养物质，在对抗由于乌头碱等所引起的心律失常具有很好的作用。除此之外，还能够很好的缩短肾上腺素诱发的心律失常的时间。

⑤丰胸以及美容养颜。葛根是目前世界上所发现的含有雌激素最为丰富的一种植物，所以在服用之后对于女性的身体具有很好的美容养颜以及丰胸的作用。

⑥保护心脏以及增强新机代谢。葛根中所含有的总黄铜还有葛根素能够有效的减慢心率，并且降低外界对于心脏的压力，很好的提高心脏以及心肌的工作能力。另外，葛根还具有减少缺血所导致的新机乳酸的出现，对于心脏具有更好的保健作用。

⑦对平滑肌的作用。日常在服用葛根泡水之后，能够非常明显的收缩身体中的平滑肌，也就是说对于各种痉挛具有很好的治疗作用。

二、清热药

凡药性寒凉，以清泄里热为主要作用的药物，称为清热药。主要适用于表邪已解、内无积滞的里热证，如外感热病高热、热痢、痈肿疮疡以及阴伤内热、湿热泻痢、温毒发斑、痈肿疮毒、阴虚潮热等。

（一）清热泻火药

1. 石膏（图 2-12）

（1）中医功效

①清热泻火、除烦止渴。故用于外感热病、高热烦渴、肺热喘咳和胃火亢盛所致的头痛、齿痛、牙龈肿痛等症。

②收敛生肌，所以也可治疗湿疹、水火烫伤、疮疡溃后不敛及创伤久不收口。

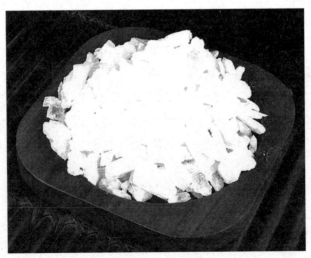

图 2-12 石膏

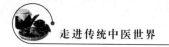

（2）现代功效

石膏具有解热、缩短血凝时间、利尿、促进胆汁排泄、降血糖等作用。现代应用石膏配伍，可以治疗急性肺炎、支气管炎、支气管周围炎、外感发热病、糖尿病、乙型脑炎等疾病。

2．竹叶（图2-13）

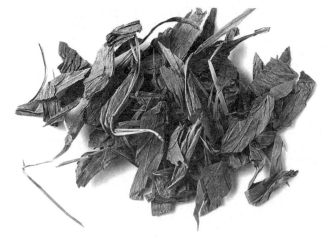

图 2-13　竹叶

（1）中医功效

甘淡寒，归心胃小肠经。清热除烦、利尿。

（2）现代功效

①利尿排毒。淡竹叶不但能促进人体尿液生成，而且能增加人体尿液中氯化钠的含量，能加快人体多余水分排出，对于人们的身体浮肿，或者已经经常出现了小便不利，都有明显调理作用。

②抗菌消炎。淡竹叶中含有天然抗菌成分，特别是生物碱和酚类物质的含量比较高，它们能消灭人体内的多种致病菌，可以阻止炎症产生，平时人们经常用淡竹叶泡水喝，可以预防一些细菌性疾病发生，对维持人体健康有很大好处。

③补充营养。淡竹叶能为人体补充丰富纤维素和天然多糖，以及植物蛋白等多种对人体有益的营养成分，能为人体补充能量，能够促进肠胃蠕动，加快人体代谢，经常食用可以维持人体健康，并能预防身体肥胖。

3. 栀子（图 2-14）

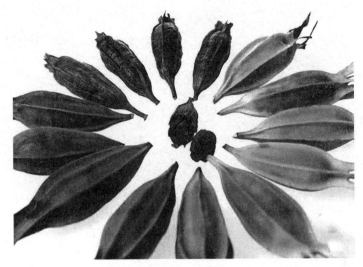

图 2-14 栀子

（1）中医功效

①泻火除烦。栀子苦寒清降，能够清泻人体全身上下之火邪，可泻心火而清心除烦，因而可以改善心烦、燥扰不宁等病症，还可以用来改善热病火毒炽盛而表现出的高热烦躁、神昏谵语等病症。

②清热利湿。栀子苦能燥湿，寒能清热，善于清利下焦肝胆湿热，可改善肝胆湿热所引起的湿热黄疸症状；此外，栀子能够清利下焦湿热，清热凉血，利尿通淋，可用来改善血淋、热淋涩痛等小便不适症状。

③凉血止血。栀子性寒，能够凉血止血，因此可用于改善血热妄行的多种出血症状，如吐血、衄血等症。

④清肝明目。栀子能够泻火解毒，清肝火以明目，可改善肝胆火热上攻所导致的目赤肿痛等眼部不适病症。

（2）现代功效

①能抑制皮肤真菌，对溶血的链球菌有抑制作用。

②提高胰腺的分泌功能，增加胰胆流量，减少胰酶素的作用。

③利胆退黄，促进胆汁分泌，对胆囊有显著的收缩作用，能促进血液中胆红素的快速排出。

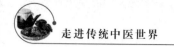

4．知母（图 2-15）

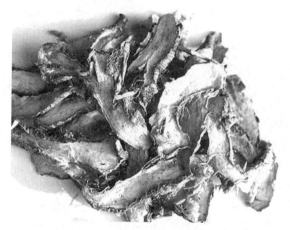

图 2-15　知母

（1）中医功效

①清热。知母性味苦润，能够在一定程度上起到清热的作用，缓解过热导致的烦渴症状。

②滋阴润燥。知母能够泻肺火、滋肺阴，具有一定的滋阴润燥的功效，能够用来缓解阴虚内热引起的消渴症状，同时还可以用来治疗肠燥便秘的情况。

（2）现代功效

可以抗菌，主要是可以防止和治疗大肠杆菌所致的高热。对于痢疾杆菌、伤寒杆菌、副伤寒杆菌、霍乱弧菌、变形杆菌、白喉杆菌、葡萄球菌等各种细菌都有不同程度的抑制作用。

（二）清热燥湿药

1．黄芩（图 2-16）

（1）中医功效

清热燥湿，泻火解毒，止血安胎。

（2）现代功效

①安胎的作用。孕妇体质都比较燥热，而黄芩在治疗改善孕妇燥热、胎动不安方面有着至关的效果，通过服用黄芩可以帮助达到凉血安胎的效果，当然在服用黄芩的时候也可以同时搭配白术以及竹茹等，还可以通过起到保胎的效果。

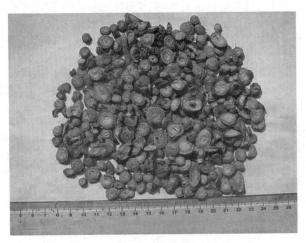

图 2-16 黄芩

②清热除湿。黄芩可以帮助达到清热除湿的效果，黄芩可以治疗由于湿热引起的腹泻以及黄疸。

③改善血液系统。黄芩对血液系统还有一定的作用，可以帮助抑制血小板聚集，在抗凝血方面有一定作用，自然也就可以缓解血栓，也可以缓解心血管疾病的出现。

④改善乳房结块肿痛。黄芩可以治疗乳房肿痛以及乳房中存在结节的症状，当然在使用黄芩的时候还可以搭配黄柏、川军、地龙以及黄连、乳香，将这六位药等量选取然后研磨成细粉在通过一定方式涂抹到患处有直观的效果。

2. 黄柏（图 2-17）

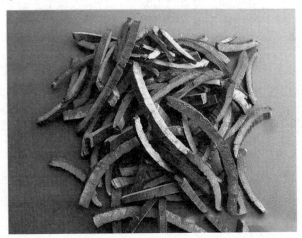

图 2-17 黄柏

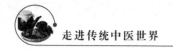

（1）中医功效

①清热燥湿。黄柏苦寒沉降，善于清泻下焦湿热，可以用于治疗湿热痢疾、湿热黄疸尿赤、湿热下注膀胱之小便短赤热痛等症状。

②清退骨蒸。黄柏主如肾经，善于清泻肾脏虚火，具有清退骨蒸之效，可用于治疗阴虚火旺、骨蒸潮热、遗精盗汗等症。

③泻火解毒。黄柏既能清热燥湿，又能泻火解毒，可以用来治疗疮疡肿毒，内服外用都可以。此外，黄柏外用，可以用来治疗皮肤湿疹、瘙痒不适等症。

（2）现代功效

①抗菌。黄柏有广谱的抗菌作用，对各型痢疾杆菌的抑制作用尤强。

②抗病。毒黄柏还有抗流感病毒的作用，对乙肝表面抗原有明显的选择性抑制作用。

③降压。黄柏有显著的降压效果，其所含的多种生物碱，如巴马亭、药根碱、黄柏碱均有降压作用。

③保肝利胆。黄柏含柴胡檗，有降脂、利胆的作用，能促进胆汁和胰腺分泌，促进胆红素排出。

3．苦参（图2-18）

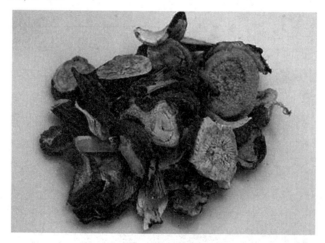

图2-18　苦参

（1）中医功效

清热燥湿，苦参味苦，性寒，有清热燥湿的作用，对湿疹、阴囊潮湿、湿疮等疾病都有治疗效果。体内湿热蕴积导致口渴、口苦、四肢沉重时，也可用苦参调理。

（2）现代功效

①杀菌止痒。苦参中的苦参醚提物、醇提物可抑制金黄色葡萄球菌，苦参水浸剂对毛藓菌有抑制作用。湿疹、外阴瘙痒等患者可用苦参煎水外用，有很好的杀菌止痒作用。

②对抗过敏。苦参中所含的苦参碱，可减轻机体变态反应，预防过敏疾病，常用来治疗荨麻疹、过敏性皮炎等疾病。

③平喘祛痰。苦参可兴奋神经中枢，解除支气管痉挛，支气管炎、肺炎患者有咳嗽、咳痰、呼吸急促等症状时，可服用苦参治疗。

④防癌抗癌。苦参中的苦参碱、槐果碱等物质能抗肿瘤，抑制癌细胞扩散转移，临床上常用苦参辅助治疗肠癌、肺癌、白血病等疾病。

4. 龙胆草（图2-19）

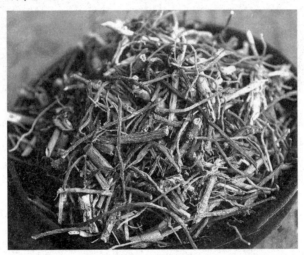

图2-19　龙胆草

（1）中医功效

清热燥湿，泻肝胆火。主要用于治疗湿热黄疸，阴肿阴痒，带下，湿疹瘙痒，肝火目赤等病症。

（2）现代功效

①龙胆草可以减轻肝脏细胞的坏死，对于肝有很好的保护作用，并且可以使胆汁分泌增加，加速胃液的产生、增加食欲，促进消化道的分解和吸收，有很好的保护消化系统的功效。

②龙胆草含有龙胆碱，其可以产生抑制中枢神经系统的作用，并可以降低体温、镇痛，也有一定的降压利尿的作用。

③研究发现，龙胆草的原料制成的龙胆煎剂，有抗菌、消炎、提高免疫调节的作用，对于湿热黄疸、小便淋痛、阴囊肿胀、痒、湿热带下、肝胆实火之头痛、头胀、目赤肿痛、耳聋、耳肿、胁痛、口苦等都有很好的治疗作用。

④龙胆苦甙对于疟疾即疟原虫有抑制和杀死的功效和作用。

（三）清热解毒药

1. 金银花（图 2-20）

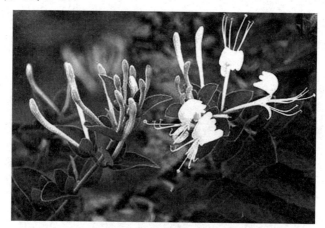

图 2-20　金银花

（1）中医功效

疏风散热、散瘀消肿、清热解毒。

（2）现代功效

①清热解毒。金银花是比较常见的一种中药材，而且金银花性甘寒通常能够达到清热解毒的效果，如果出现了外感风热或者是温热疾病导致的发热以及风寒症状，可以选择使用金银花进行调理，可以起到清热解毒的作用，也可以起到凉血止痢的功效。

②消炎退肿。如果不小心被蚊虫叮咬或者是上火，引起局部牙龈出现了肿胀以及疼痛的症状，可以服用金银花泡水喝，通常有助于起到消炎退肿的作用，也能够减轻病症。

③防暑。在炎热的夏天很容易出现中暑的现象，而通过服用金银花能够起到比较好的防暑作用，可以把金银花制作成凉茶，在炎热的夏天适当的喝一些金银花茶，对于防暑解热能够起到比较好的效果。

2．蒲公英（图 2-21）

（1）中医功效

清热解毒，消肿散结，利尿通淋。

（2）现代功效

①治疗多种炎症。蒲公英有广谱抗菌作用，可用于腮腺炎、口腔炎、急性乳腺炎、慢性痢疾等。

②治疗便秘。蒲公英鲜品水煎后可治疗小儿便秘。

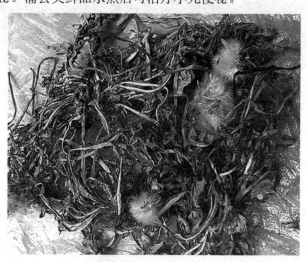

图 2-21 蒲公英

③治疗高脂血症。蒲公英可减少机体对脂类的吸收，降低高血脂患者血中胆固醇的甘油三酯的含量。

④延缓衰老。蒲公英含有氨基酸、维生素、矿物质等人体必需的元素，对人体有延缓衰老和保健作用。

⑤治疗烫伤。蒲公英根适量，洗净后捣烂，放于瓷瓶内，外用，适用于烫伤的红肿期。

3．紫花地丁（图 2-22）

（1）中医功效

①清热解毒。紫花地丁可以清热解毒，有助于缓解病毒感染、疮疖等问题，还可以促进伤口愈合。

②消肿止痛。紫花地丁可以消肿止痛，有助于缓解跌打损伤、急性扭伤等问题。

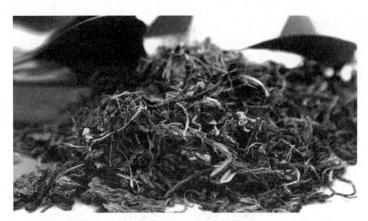

图 2-22　紫花地丁

（2）现代功效

①抗氧化。紫花地丁中含有丰富的花青素等抗氧化物质，可以抗氧化，预防衰老、美容养颜。

②抗菌消炎。紫花地丁具有一定的抗菌消炎的功效，可以帮助缓解感冒、咳嗽、口腔溃疡等问题。

③利尿通便。紫花地丁可以促进体内水分代谢，有助于利尿通便，缓解便秘。

4．板蓝根（图 2-23）

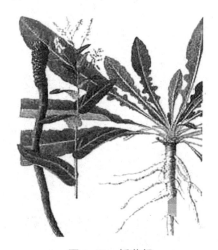

图 2-23　板蓝根

（1）中医功效

清热解毒、凉血利咽。

（2）现代功效

①清热。板蓝根具有清热解热的作用，因为板蓝根含有有机酸，可以清除人体内的毒素和过氧化物自由基，从而避免人体异常升温，避免发热，保护身体免受高烧。此外，板蓝根还具有祛湿、生津、明目、散结的作用。

②抗病。毒板蓝根具有抗病毒作用，对感冒病毒、腮腺炎病毒、肝炎病毒和脑膜炎球菌病毒有较强的抑制和杀灭作用。此外，板蓝根还可用于咽喉痛和其他疾病。

③提高免疫力。服用板蓝根可以提高机体免疫力，抑制淋巴细胞数量，增强机体的过敏防御能力，大大提高机体免疫力。此外，板蓝根还可以治疗肝炎、麻疹、肺炎、肺炎等疾病。

④抗肿瘤。板蓝根具有抗肿瘤作用。板蓝根中还含有靛玉红，具有一定的抗肿瘤作用。此外，板蓝根还含有靛玉红，可提高吞噬细胞的吞噬能力，破坏白血病细胞。对白血病的防治也有一定作用。

⑤抗菌。板蓝根是一种植物抗生素，具有良好的抗菌效果，能显著抑制人体内的多种细菌，如金黄色葡萄球菌、伤寒杆菌等。

（四）清热凉血药

1. 生地黄（图2-24）

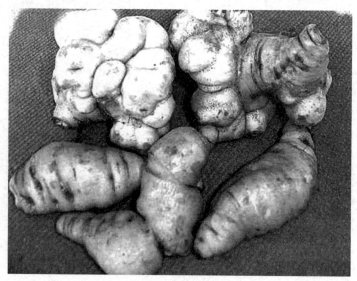

图2-24 生地黄

（1）中医功效

滋阴润燥、凉血止血。

（2）现代功效

①滋阴润燥。生地黄具有滋阴润燥的功效，可以用于治疗阴虚类疾病，症见口干口渴、倦怠乏力、腰酸腿软、五心烦热、失眠，服用生地黄可以养阴，改善临床症状。

②改善甲亢症状。生地黄对人体有很多生物学活性，比如可以调节人体的免疫功能，可以提高人体淋巴细胞的抗菌能力，同时可以改善甲状腺功能，可用于治疗甲状腺机能亢进。

③凉血止血。生地黄还有一定的凉血止血的作用，可用于治疗火热之邪导致的人体广泛出血，比如流鼻血、咳血以及皮下出血等。

④调节心脏功能。可改善心脏的输出量，增加心脏的收缩能力，对于治疗心衰也有一定的作用。

2．玄参（图2-25）

（1）中医功效

①滋阴凉血。玄参具有滋阴凉血的功效，主要适用于阴虚燥热患者，手心脚心烦热的患者，玄参可配合地骨皮或者银柴胡使用。

②泻火解毒。玄参具有泻火解毒的功效，用于热毒炽盛的各种热证，常用于发热、咽肿、目赤、疮疖、脱疽等病症。

③滋肾养阴。玄参性寒，味甘，呈黑色，黑色入肾，具有滋肾养阴的作用，适合肾阴虚患者。

（2）现代功效

①抗炎杀菌。玄参具抗炎杀菌作用。

②能够缓解皮肤过敏的症状。对于感染性、过敏性、免疫性的斑疹具有帮助，与生地黄等药材同时使用，能够有效消退斑疹，改善皮肤过敏的症状。

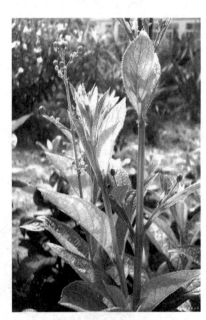

图2-25　玄参

3．水牛角（图 2-26）

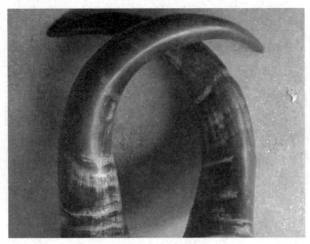

图 2-26　水牛角

（1）中医功效

①清热解毒。水牛角有清热解毒的功效，能治一切血毒病，比如血毒引起的牛皮癣等，配伍川升麻、川大黄、马牙硝、黄柏、黄芩等，可以治疗热病咽喉赤肿、口内生疮，不能下食。

②凉血止血。水牛角有凉血止血的功效，是一味清营血、解热毒的药物。配生石膏、知母、玄参等，有凉血清热的功效，对于迫血妄行所致的吐衄、发斑等症，也有良好的作用。

③定惊安神。水牛角是定惊安神的药，配以牛黄或羚羊角，可以清心定惊，具有很好的安神效果，对于心胸烦闷导致的失眠，以及小儿惊热都有一定的疗效。

（2）现代功效

①抑菌杀虫。水牛角蛋白水解制得的氨基酸及其衍生物、金属络合物对农作物具有杀菌防病的双重效果，可以用作杀菌剂、杀虫剂。

②增强心脏功能。水牛角水煎剂有强心作用，能使心脏收缩力加强，振幅加大，心率增加，每分钟输出量增多。剂量加大，是心肌增强的直接效果。

4．牡丹皮（图 2-27）

（1）中医功效

清热凉血，活血化瘀。

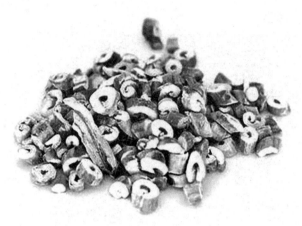

图 2-27　牡丹皮

（2）现代功效

①保护心脑血管。多吃牡丹皮能够有效地对心脑血管起到保护作用。一些患者在进入到老年期当中，就容易患上心脑血管的疾病。而这一类物质对于增加冠状动脉的血流量有很好的效果，同时能够降低左心室的做功。并且适当地食用牡丹皮，更是能够延长保护心脏的时间，降低心肌消耗氧气的含量。

②降低血压。食用牡丹皮能够起到降低血压的作用，并且用牡丹皮来进行煎水，能够让患者更好地维持身体血压的平衡，保持血压正常。同时，通过煎水服用的方法，能够让肠道更好地吸收，从而直接输送到血液当中。

③保护中枢神经健康。丹皮酚能够有效缓解伤寒、发热的情况，对于发热的人群来说，不妨通过丹皮酚来进行降温。并且口服这一种药物能够有效地抑制疼痛反应，对患者的中枢神经起到保护的作用。但是使用的过程当中需要注意剂量，否则很容易会造成休克昏厥的危害。

④抗菌消炎的作用。使用牡丹皮能够让毛细血管的通透性增强，能够抑制应激性溃疡的出现。使用这一类物质，能够让患者减少细菌的感染，保持机体健康。

（四）清虚热药

1. 青蒿（图 2-28）

（1）中医功效

清热解暑、凉血除蒸、截疟。

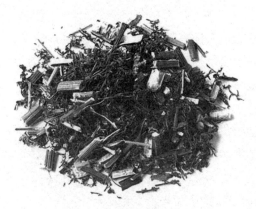

图 2-28 青蒿

（2）现代功效

①解暑退蒸。青蒿味苦、辛，性寒，有清热透散作用，夏天因暑湿入侵，导致体温升高、汗液排出障碍时，可用青蒿治疗。常与连翘、香薷、滑石、甘草等中药配伍，如小儿夏季发热时，可与地骨皮、白薇、知母配伍。

②凉血止血。青蒿性寒，有凉血止血的作用，因血小板减少、凝血功能障碍导致紫癜，或有鼻出血时可将青蒿鲜品加开水冲服止血。如因外伤出血，可将青蒿捣烂后直接敷在患处，也能起到很好的止血作用。

③抗疟杀虫。青蒿素是青蒿的提取物，青蒿素可与疟原虫蛋白结合，导致疟原虫死亡，已被世界卫生组织确定为有效的抗疟药物。

④清热退黄。青蒿性寒，归肝、胆经，对急慢性肝炎引起的黄疸有治疗效果。外感湿热导致腹痛、里急后重时，也可应用青蒿治疗。

⑤防癌抗癌。青蒿素可促使癌细胞快速凋亡，抑制癌细胞的生长，所以青蒿素能防癌抗癌。临床上用于肝癌、乳腺癌、直肠癌、宫颈癌等恶性肿瘤疾病的辅助治疗。

2. 地骨皮（图 2-29）

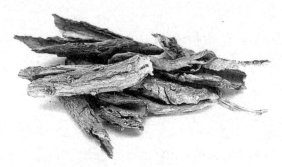

图 2-29 地骨皮

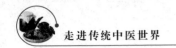

（1）中医功效

①活血通络。地骨皮中的有效成分能够促进血液循环，加速血流，从而达到活血通络的功效，对于缓解疼痛、舒缓肌肉疲劳有一定的作用。

②消肿止痛。地骨皮中的有效成分还能够缓解炎症反应，减轻肿痛，对于肌肉关节的损伤、扭伤、骨折等有很好的治疗效果。

③祛风除湿。地骨皮中的有效成分能够渗透到皮肤深层，消除湿气，达到祛风除湿的功效，对于风湿关节炎、骨质增生等病症有一定的缓解作用。

（2）现代功效

具有解热、降压、降血糖和降血脂作用。

3. **银柴胡**（图 2-30）

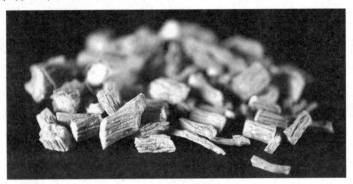

图 2-30　银柴胡

（1）中医功效

①清热解毒银柴胡可清热解毒，对于热毒所致的病症具有较好的疗效，如口腔溃疡、喉炎等。

②消肿止痛银柴胡具有消肿止痛的作用，可用于治疗肿瘤、瘤胃、扭伤等疾病。

（2）现代功效

①抗病毒银柴胡含有多种抗病毒成分，具有较好的抗病毒效果，可用于治疗疱疹、肝炎等疾病。

②其他银柴胡还可用于治疗失眠、心悸、头痛等症状。

4. **白薇**（图 2-31）

（1）中医功效

①清热凉血功效白薇可用于治疗因血热导致的衄血、呕血、吐血、咯血、便血、尿血、崩漏、产后出血不止、低热不退、晕厥等症状。

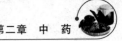

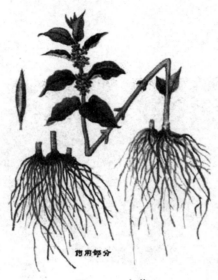

图 2-31 白薇

②利尿通淋功效白薇具有促进尿液排出的作用，可用于治疗水肿、膀胱湿热、血淋、热淋涩痛等症状，可与木通、滑石等配伍使用，可增强疗效。

③解毒功效白薇可用于治疗疮毒、疔疮、疝痈、蛇虫咬伤等。

（2）现代功效

白薇具有强心抗菌解热利尿等作用。

三、泻下药

凡能攻积、逐水，引起腹泻，或润肠通便的药物。

适用范围：根据本类药物作用的特点和使用范围的不同，可分为攻 w 下药、润下药及峻下逐水药三类。

攻下药多为苦寒，其性沉降，主入胃、大肠经，既能攻下通便，又能清热泻火，作用较强。主要适用于大便秘结、实热积滞之证。佐以行气药，可加强泻下和消除胀满作用；配伍温里药，可治疗冷积便秘。

润下药多为植物种子或种仁，富含油脂，味甘质润，能润滑大肠，促进大便软化、易于排出，而不致峻泻。适用于年老津少、产后血虚、热病伤津，或失血等引起的肠燥便秘。

峻下逐水药大多苦寒有毒，泻下作用峻猛，服药后能引起剧烈腹泻，使体内潴留的水湿从大便排出。部分药物兼能利尿，适用于全身水肿，胸腹臌胀，及痰饮积聚等病症，也适用于一般利水消肿药无法奏效者。

（一）攻下代表药

1. 大黄（2-32）

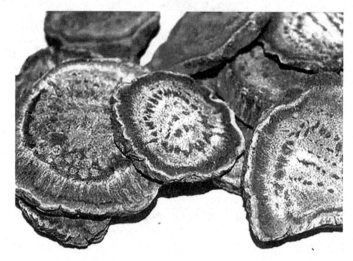

图 2-32　大黄

（1）中医功效

泻热通便、凉血解毒、止血。

（2）现代功效

①大黄具有很强的抗感染作用、抗衰老抗氧化作用、能够调节免疫、抗炎、解热作用、抗病原微生物作用、降血脂、止血作用、抗胃及十二指肠溃疡、促进胰液分泌、抑制胰酶活性、利胆、保肝、泻下作用。

②大黄有抗感染作用，对多种革兰氏阳性和阴性细菌均有抑制作用，其中最敏感的为葡萄球菌和链球菌，其次为白喉杆菌、伤寒和副伤寒杆菌、肺炎双球菌、痢疾杆菌等。

③大黄能增加肠蠕动，抑制肠内水分吸收，促进排便。

④有止血、保肝、降压、降低血清胆固醇等作用。

⑤大黄能够够泻热通肠，逐瘀通经，凉血解毒。用于瘀血经闭，跌打损伤，湿热黄疸，血热吐衄，实热便秘，积滞腹痛，肠痈腹痛，泻痢不爽，目赤，咽肿，痈肿疔疮，外治水火烫伤；上消化道出血。大黄炭凉血化瘀止血。用于血热有瘀出血者。

2．芒硝（图 2-33）

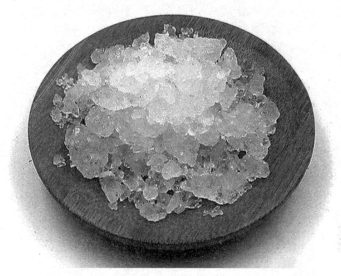

图 2-33　芒硝

（1）中医功效

①软化大便、润肠通便。芒硝可以刺激肠道平滑肌的收缩，促进肠道蠕动，从而起到通便的作用。同时，芒硝还可以软化大便，润滑肠道，加速大便的排出，缓解便秘症状。

②解毒清热。芒硝具有一定的氧化还原作用，可以将毒素还原为无毒物质，或将有毒物质氧化为无毒的二氧化碳和水。因此，芒硝可以用于解毒和清热利湿。

（2）现代功效

①消炎杀菌。芒硝具有一定的抗菌消炎作用，可以用于治疗一些感染性疾病，如肺炎、腹泻等。

②降血压。芒硝可以扩张血管，降低血压，对高血压患者有一定的辅助治疗作用。

③促进血液循环芒硝可以促进血液循环，增加肾脏的排泄功能，有助于加速毒素的排出。

3．番泻叶（图 2-34）

（1）中医功效

泻热行滞，通便，利水。

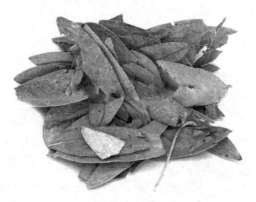

图 2-34 番泻叶

（2）现代功效

①番泻叶具有泻下的作用。因此很多的便秘老年人常利用番泻叶泡水喝。但是，番泻叶是不宜长期服用的。

②抗菌作用。番泻叶浸液对多种细菌有抑制作用，如大肠杆菌、变形杆菌、痢疾杆菌、甲型链球菌以及白色念珠和某些致病性皮肤真菌。

③止血作用。对胃、十二指肠出血有效。用该品水浸液于胃镜下喷洒于胃出血处，直视可见有即刻止血作用。番泻叶口服，可便血小板数及纤维蛋白原含量增加，凝血时间、凝血活酶时间、血浆复钙时间和血块收缩时间缩短。

（二）润下代表药

1. 火麻仁（图 2-35）

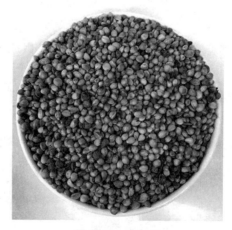

图 2-35　火麻仁

（1）中医功效

润燥通便、补虚。

（2）现代功效

①预防心脑血管疾病。火麻仁含有的丰富脂肪酸和植物甾醇，可以直接进入人类血液，能清除血液中的胆固醇和甘油三脂，增加血管壁的通透性，提高血管韧性和弹性，经常服用火麻仁可以起到维持心血管健康，防止心血管病变更能降低中风与脑梗的发病率的作用。

②预防缓解便秘。火麻仁粉具有润滑作用，它能润滑肠道，加快体内大便排出，而且它含有丰富的脂肪油，脂肪油进入人类肠道后能起到软化大便的作用。

火麻仁可以预防缓解便秘，在临床上它也是治疗老人体弱便秘的常用药。火麻仁加适量的冰糖，一起煮成糊状服用可以治疗便秘。

③祛风除湿。火麻仁可以起到祛风除湿的作用，临床上用于人类风湿性关节炎的治疗，能消除关节部位炎症、祛除身体内的湿毒和降低人体内风湿因子的活性。服用火麻仁后可以达到一定程度上的缓解和治疗关节肿胀和疼痛的症状。

④促进人体钙的吸收。火麻仁粉还能促进人体对钙的吸收，它对人类高发的骨质疏松也有一定预防作用。

⑤保护肌肤。火麻仁粉对人类肌肤有保护作用，它能祛除人体内的湿毒，从而阻止湿疹发生。出现湿疹后涂抹适量火麻仁粉，能让湿疹消退，减轻皮肤的痛痒感。常用火麻仁粉涂抹皮肤，能够起到阻止皮肤瘙痒炎症以及牛皮癣的发生，它能提高人体皮肤的健康。

（三）峻下逐水代表药

1. 甘遂（图 2-36）

（1）中医功效

泻下逐饮、消肿散结作用。

（2）现代功效

①清热解毒。甘遂是一种常见的中药材，具有清热解毒的功效，能够用于治疗火热内盛、口干舌燥、热淋涩痛等热毒性疾病。

②利尿通淋。甘遂有利尿通淋的功效，能够帮助排出体内多余水分和废物，对肾虚水肿、尿频尿急等症状有一定的缓解作用。

③泻下通便。甘遂有较强的泻下作用，可使身体中潴留的水饮通过二便排出，可以用于治疗便秘、大便干燥等肠胃问题。

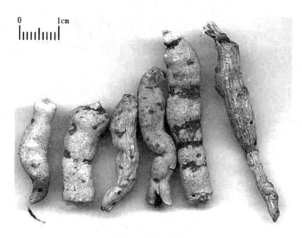

图 2-36　甘遂

2. 京大戟（图 2-37）

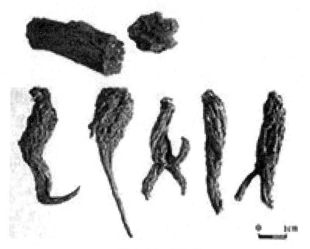

图 2-37　京大戟

（1）中医功效

①清热解毒。京大戟具有清热解毒的功效，主要用于解决各类感染性疾病。例如，感冒、咽炎、扁桃体炎、皮肤炎症等，都可以使用京大戟治疗。其清热解毒的作用使得京大戟能够有效抑制病情的发展，缓解病症状，对人体的影响较小。

②消肿止痛。京大戟还可以用于消肿止痛。对于身体局部的疼痛、肿胀、淤血等症状，京大戟具有很好的缓解作用。可以用京大戟制成乌洛托颗粒、京大胶囊等药物来治疗，可以加速身体的康复和恢复。

（2）现代功效

①收敛。京大戟还具有一定的收敛作用。对于伤口、烫伤等局部受损的情况，使用京大戟可以有效止痛、收敛，促进伤口愈合。此外，京大戟还被广泛用于妇科病的治疗，如月经不调、痛经等。

②其他作用。京大戟还有一些其他的作用。例如，其可以抑制某些病毒的增殖，对于某些病毒性疾病也具有一定的疗效。同时，京大戟还具有抗氧化、免疫调节等作用，能够提高身体的免疫力和自愈能力。

3．商陆（图2-38）

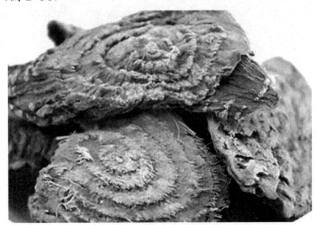

图2-38　商陆

（1）中医功效

①泻下利水。商陆味苦、性寒。归膀胱经，有助水消肿、通利二便的作用，腹水胀满，因体内水钠滞留使身体浮肿、尿液减少时，都可用商陆治疗，常与甘遂、大戟等中药配伍，提高疗效。

②解毒散结。商陆味苦，性寒，有毒。苦可通泄燥湿性，寒能清热止火，有小毒可起到以毒攻毒的作用，商陆可治疗痈肿疮毒、瘰疬喉痹等症，可与金银花、牛蒡子等中药配伍，能更好的解毒散结。

③镇咳平喘。商陆入肺经，有镇咳平喘的作用，如有咳嗽、咳痰、痰液粘稠不易咳出、喘息等症状时可用商陆治疗。达肺草、痰净片等止咳化痰平喘中成药中就有商陆成分。

（2）现代功效

抑菌消炎研究发现，商陆浸液、煎剂、商陆皂苷等对许兰氏黄癣菌、流感杆菌、肺炎双球菌等病菌有抑制作用，合理应用商陆能抑菌消炎。

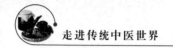

四、祛风湿药

祛风湿药是以祛除风寒湿邪、治疗风湿痹证为主要作用的一类中药。

适用范围：主要适用于风湿痹痛、筋脉拘挛、麻木不仁、腰膝酸痛、下肢痿弱，或热痹关节红肿。兼治痹证兼肝肾不足、外感表证夹湿、头风头痛等。

（一）祛风湿散寒代表药

1. 独活（图 2-39）

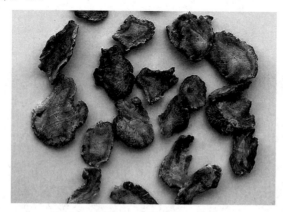

图 2-39　独活

（1）中医功效

祛风湿、解表、通痹止痛。

（2）现代功效

①镇静催眠。经过小鼠的实验发现，独活煎水的镇静作用极好。如果注射的话，不仅可以镇静，甚至可以催眠。

②解风寒。独活性温，对于风寒入体，头痛发热，四肢无力有着很好的缓解作用，驱寒祛湿。

③疏通经络。独活主用于疏通经络，可以通阻滞，活关节。像风湿，关节炎等疾病都可以用独活来治疗。

④治牙疼。独活可以治风湿，其中有个原因是可以治疗肌肉疼痛。如果有牙疼，牙龈发炎等情况，也可以用独活煎水漱口，可以起到很好的缓解作用。

2. 川乌（图 2-40）

（1）中医功效

祛风除湿、温经散寒、麻醉止痛。

（2）现代功效

①治疗心血管疾病。川乌能够扩张冠状动脉，增加心肌血流量，从而起到缓解心绞痛和心肌梗塞的作用。

②改善血液循环。川乌能够促进血液循环，改善微循环，从而缓解手脚冰凉、疼痛等症状。

③抗菌消炎。川乌中含有多种生物碱类成分，具有抗菌消炎的作用，可用于治疗细菌感染等疾病。

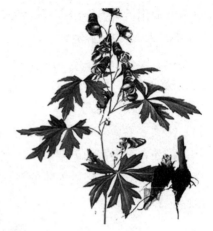

图 2-40　川乌

④调节肠胃功能。川乌能够促进胃肠蠕动，增加消化液分泌，从而缓解胃肠不适、消化不良等症状。

⑤其他作用。川乌还有镇痛、祛风、解热、抗过敏等作用。

3. 蕲蛇（图 2-41）

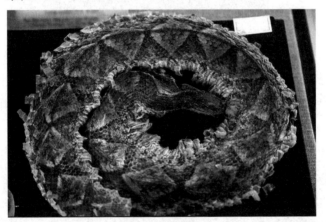

图 2-41　蕲蛇

（1）中医功效

祛风、通络、止痉。

（2）现代功效

蕲蛇是一种具有祛风通络、抗痉挛作用的中药材，是动物五步蛇晒干后制作而成的。能够有效的缓解风湿骨痛、肌肉麻木、四肢麻木、口歪眼斜、半身不遂等相关症状，对于破伤风、麻风以及皮炎皮疹、皮肤长癣等相关疾病也有比较好的治疗效果。在服用时需要注意使用的药量，因为其具有一定的毒性，而且有的

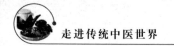

患者在服用后可能会出现过敏的现象。

4．木瓜（图 2-42）

（1）中医功效

疏通经络、调养脾胃。

（2）现代功效

①美容养颜。木瓜含有丰富的木瓜酶、维生素 C、维生素 B 及钙、磷等矿物质，还含有丰富的胡萝卜素、蛋白质、钙质、柠檬酸，可以促进脾胃消化、改善便秘，同时可以促进人体的新陈代谢，达到美容护肤养颜的作用。

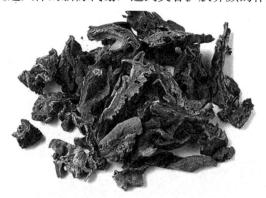

图 2-42　木瓜

②通乳。木瓜含有氨基酸、木瓜蛋白酶、凝乳酶等营养成分，其中凝乳酶具有一定的通乳作用。

③补充营养。木瓜中含有大量水分、碳水化合物、蛋白质、脂肪、多种维生素及多种人体必需的氨基酸，可有效补充人体的养分。

④改善肥胖。木瓜含有木瓜酵素，青木瓜的木瓜酵素是成熟木瓜的 2 倍左右，可以分解蛋白、糖类、脂肪、去除赘肉、促进新陈代谢，从而改善肥胖。

（三）祛风湿清热代表药

1．秦艽（图 2-43）

（1）中医功效

祛湿止痛、清肝利胆、祛风舒筋。

（2）现代功效

小剂量秦艽具有镇静、镇痛作用，大剂量有兴奋中枢作用，同时有降压、减慢心率、抗炎和抗过敏作用。

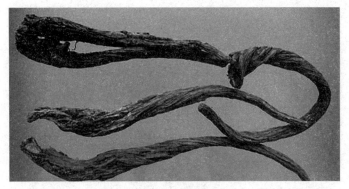

图 2-43 秦艽

2．防己（图 2-44）

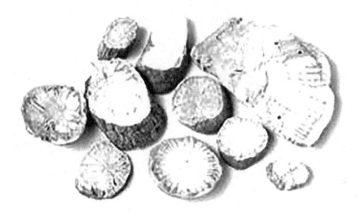

图 2-44 防己

（1）中医功效

祛风除湿，利水消肿。

（2）现代功效

①本品能明显增加排尿量。

②对心肌有保护作用，能扩张冠状血管，增加冠脉流量，有显著降压作用，能对抗心律失常。

③本品所含的粉防己碱有抗炎作用和阵痛作用。

④本品能明显抑制血小板聚集，还能促进纤维蛋白溶解，抑制凝血酶引起的血液凝固过程。

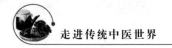

3．丝瓜络（图 2-45）

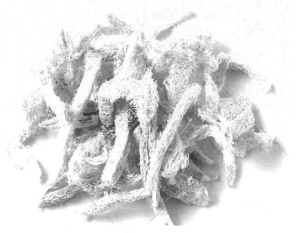

图 2-45　丝瓜络

（1）中医功效

①有通经活络的作用。在临床凡是身体出现肝郁气滞、经络不通，临床表现为胸肋胀满、疼痛者可以通过丝瓜络配合其他解郁疏肝药物进行治疗，因为丝瓜络有通经活络的作用。

②消热化痰的作用。丝瓜络能清肺化痰。对于肺热引起的咳嗽、气喘等疾病，丝瓜络有着良好的功效。

（2）现代功效

①有镇痛作用。丝瓜络水煎剂对化学、电、热刺激所致的疼痛有明显的镇痛作用，其镇痛强度与颅痛定相似。

②有利尿消肿作用。凡是身体出现水肿、腹水者，水液内停等表现情况，丝瓜络可以配合其它利水剂进行综合性治疗，有明显的治疗效果。

（三）祛风湿强筋骨代表药

1．桑寄生（图 2-46）

（1）中医功效

祛风湿、强筋骨、安胎元。

（2）现代功效

①降压。桑寄生降压与所含蒿蓄苷有关，桑寄生帮助扩张冠状血管，改善心肌供血的作用。桑寄生能抑制血小板聚集，对抗血栓形成，降低血脂。

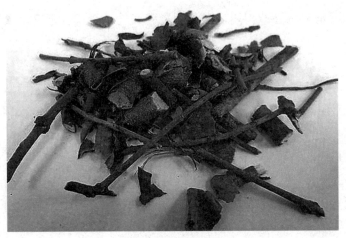

图 2-46 桑寄生

②抗氧化。桑寄生提取物能提高超氧化物歧化酶的活性，降低血清过氧化脂质的含量，保护生物膜。

③利尿。桑寄生有利尿作用，与所含萹蓄苷有关。

④抗病毒。桑寄生有一定的抗肠道病毒作用，如灰髓炎病毒、ECHO6、9 病毒、柯萨奇病毒 A9、B4、B5 型。

2．五加皮（图 2-47）

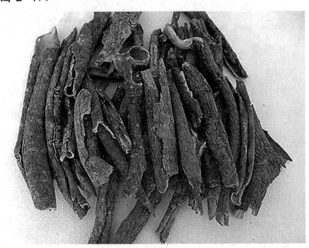

图 2-47 五加皮

（1）中医功效

①利水消肿。利水消肿是五加皮的重要功效之一，平时它能治疗人类的有身体水肿与小便不利，治疗时可以把五加皮与生姜皮还有大腹皮等中药材一起煎

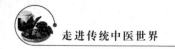

汤服用，能有消除水肿的作用，对于利尿有好处，而且也可以有预防高血压的作用。

②补肾益智。补肾益智也是中药五加皮的重要作用，它有很好的补肾作用，对人类的肾虚以及因肾虚引起的头晕与健忘还有精神疲劳等不良症状都有很好的调理作用，平时的适合可以选择用五加皮泡水喝，可以有补肾的作用，对于经常用脑的人群来说可以有益智的效果。

③活血止痛。活血止痛也是五加皮的重要作用，它能温能经脉，也能止痛活血，对人类的跌打损伤以及骨折和关节肿痛都有很好的治疗作用。对于活血止痛有好处，同时也可以有缓解跌打损伤的作用，对于滋补气血有一定的好处。

（3）现代功效

五加皮有抗炎、镇痛、镇静作用，能提高血清抗体的浓度、促进单核巨噬细胞的吞噬功能，有抗应激作用，能促进核酸的合成、降低血糖，并能抗诱变、抗溃疡，且有一定的抗排异作用。

3. 狗脊（图2-48）

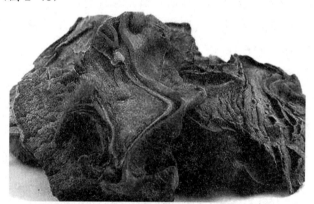

图2-48　狗脊

（1）中医功效

①补肾。狗脊具有很不错的补肾作用，日常大多数人服用狗脊都是为了补肾壮阳。尤其是当人们出现肾气不足、腰酸背痛、浑身没力气等情况时，可以适当服用狗脊来缓解身体不适。

②祛风湿。祛风湿是狗脊不错的功效之一，尤其当人们因为风湿而出现腰腿疼痛时，适当的服用狗脊就可以很好的帮助人们缓解风湿引起的疼痛。另外，对于长期患有风湿疾病的人，可以用狗脊来进行治疗，这样能够帮助人们改善身体的不适。

（3）现代功效

狗脊具有增强心肌营养和血流量、止血、抗炎、抗风湿、降血脂等作用。

五、化湿药

凡功能化除湿浊，醒悦脾胃的药物，称为化湿药。

适用范围：化湿药主要适用于湿困脾胃、身体倦怠、脘腹胀闷、胃纳不馨、口甘多涎、大便溏薄、舌苔白腻等症。

1. 藿香

（1）中医功效

芳香化浊、和中止呕、祛暑。

（2）现代功效

藿香正气有治疗吐泻的功能，因为在夏天，体内有湿气、浊气，藿香可以发汗，可以湿浊，有一定的抗菌作用，可以治疗夏天的呕吐、泄泻。

2. 厚朴（图2-49）

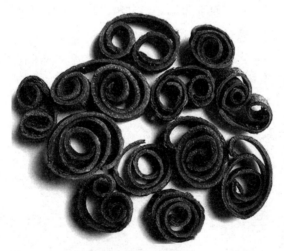

图2-49　厚朴

（1）中医功效

燥湿消痰、行气消积、降逆平喘。

（2）现代功效

①杀菌消炎。厚朴含有挥发油、苯丙素类物质等，具有明显的抗菌、消炎作用，可用于外伤感染、口腔溃疡等病症。

②抗过敏。厚朴中的成分具有抗过敏作用，可缓解某些过敏症状。

3．砂仁（图 2-50）

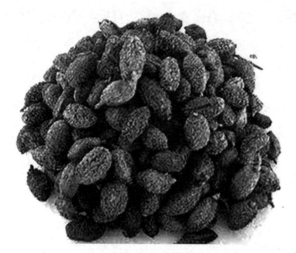

图 2-50　砂仁

（1）中医功效

①温中止泻。砂仁是一种非常温和的药材，也是中医药方中比较常见的一个药材，具有温和止泻的效果，在这方面的表现非常不错。

如果人们在生活中出现了脾胃虚寒的情况，或者出现了脾胃虚弱拉肚子的问题，那么都可以通过使用这个药材来进行调理。

有的人可能会出现恶心呕吐和腹部胀痛的情况，那么也可以少量的吃一点砂仁，可以起到比较好的缓解作用。

②理气安胎。砂仁是一个适合部分孕妇使用的药材，它能行气和中，也能够理气止痛，有的女性朋友在怀孕期间出现了胎动不安或者恶心呕吐的情况，那么适当的在中医的指导下使用会有比较好的缓解效果。

另外，可以适当的与柏树和苏梗等中药材搭配使用，可以起到更好的作用。

（2）现代功效

①预防血栓。血栓是一种比较严重的疾病，大家应该要注意选择对的方法来进行预防，除了可以在生活中做好预防工作以外，也可以适当的利用砂仁。砂仁可以直接作用于血液，可以提高血小板的活性可以预防血小板的凝结，所以对老年血栓的预防有很好的表现。

②此外，这味药材中含有一些抗氧化成分，可以延缓血管的衰老，也可以增加血管的弹性和韧性，所以对血管疾病的预防也有很大的帮助。

4. 草果（图 2-51）

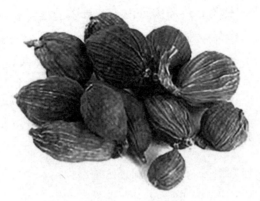

图 2-51 草果

（1）中医功效

①燥湿除寒。草果辛温，归脾、胃经，可以有效温中和胃，对于胃寒腹痛、恶心呕吐等症状有较好的疗效。另外，对于寒邪引起的腹泻也有一定的治疗效果。

②健脾消食。适当食用草果可以帮助患者消除食积，辅助其恢复正常的消化系统功能。对于暴饮暴食后出现的脘腹部胀满、食积等症状有很好的治疗作用，

③温中止呕。对于脾胃虚弱的患者，如果进食辛辣刺激的食物，可能会出现恶心、呕吐等症状，这类患者在使用草果治疗后，可以达到降逆止呕的作用。通常可以用于治疗吞吐酸水、反胃等症状。

（2）现代功效

①抗菌消炎。现代药理研究发现了在草果中含有蒎烯类物质和草果酮等物质，是有利于抗菌消炎的物质，对于真菌再生与繁殖有着抑制作用，从而还可以起到预防一些细菌病毒性疾病的发生。

②防治心血管疾病。在草果中大量维生素和微量元素等有益物质，例如其中的亚油酸成分，这些成分共同发挥着保护血管的作用，可以净化血液，降低血液的粘稠度，软化血管，增加血管的弹性，故可有效预防血栓、动脉硬化等心血管疾病的发生。

③抗疲劳是由于草果中的维生素 B 成分能够起到恢复机体细胞活力的作用，从而帮助我们消除疲劳恢复活力，平时合理地吃些草果，有利于缓解的亚健康哦。

④镇咳祛痰。草果之所以可以镇咳祛痰是因为它当中含有 α－ 和 β－ 蒎烯等

成分发挥的作用。

④美容降脂。可发挥美容的原因是由于草果中的维生素 A 成分能够帮助抗击机体氧化的作用，皮肤光泽细腻，以及其中的不饱和脂肪酸还能够润肠排毒的作用，从而有利于肌肤健康，同时不饱和脂肪酸也能够降低胆固醇，以及它含有的挥发油能促进消化液的分泌，可消食化积，不会给身体增加多余脂肪，利于减脂。

六、利水渗湿药

凡能渗利水湿、通利小便的药物叫利水渗湿药。

适用范围：主要用于小便不利、水肿、泄泻、痰饮、淋证、黄疸、湿疮、带下、湿温等水湿所致的各种病证。

（一）利水消肿代表药

1. 茯苓（图 2-52）

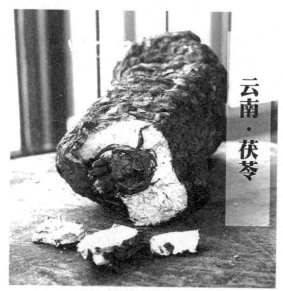

图 2-52　茯苓

（1）中医功效

利水消肿，渗湿，健脾，宁心。

（2）现代功效

①增强免疫功能。茯苓多糖具有增加机体免疫功能的作用，服用茯苓多糖可

改善老年人的细胞免疫功能。

②抗癌。其中包括抗癌的维生素和微量元素、氨基酸等，食用茯苓可以抑制癌细胞的产生，破坏癌细胞的 DNA，移除体内的致癌的自由基等，不管是用来预防癌症，还是用来治疗癌症，茯苓都有着非常明显的功效。

③治疗感冒、咳嗽。茯苓对于感冒有一定的治愈作用，尤其是对于湿热等原因引起的感冒，引发咳嗽、痰多，甚至伴随手脚酸软、体乏、背痛等症状，这种情况可以通过使用茯苓煮粥或者是炖汤来达到辅助治疗的目的。

2. 泽泻（图 2-53）

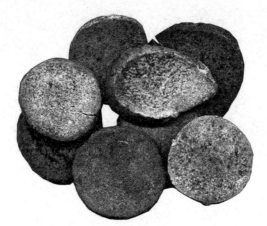

图 2-53 泽泻

（1）中医功效

利水渗湿，泄热，化浊降脂。

（2）现代功效

①利尿。泽泻是一种天然的利尿药，人们将其分解并使其成为利尿剂，可以消除体内毒素，有益于身体健康。

③治疗脂肪。肝泽泻对人体血液中的脂肪含量具有良好的控制作用，同时可以减少人体肝脏中脂肪的沉积，从而降低脂肪肝的发病率。因此，对于预防和治疗脂肪肝，进食泽泻也是不错的选择。

③预防动脉硬化。用泽泻治疗后，肝脏脂肪含量可以显着降低。通过泽泻提取的相关物质可以抑制实验性动脉粥样硬化，血管内斑块的形成，降低病变程度。

④降低血脂和甘油三酯。为了减少血脂，泽泻中的药物成分可以在进入人体后迅速降低人体血液中的胆固醇含量。泽泻也是对人体血液中甘油三酯含量的

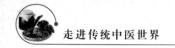

良好调节作用，因此对人体血脂含量有良好的影响，是一种预防动脉硬化的天然药物。

⑤抑制免疫和抗炎。实验证明，泽泻有抑制小鼠的接触性皮炎。泽泻对小鼠的迟发型超敏反应具有抑制作用，并具有抗原特异性。

⑥降低三高。对于中老年人来说，适当使用泽泻汤不仅可以清除湿热，排尿，还可以控制体内胆固醇的上升。因为泽泻具有降低胆固醇，降低血压和降低血脂的作用，如果坚持吃泽泻，会更有效地强化脾脏，净化痰、湿气和降脂。

3．香加皮（图 2-54）

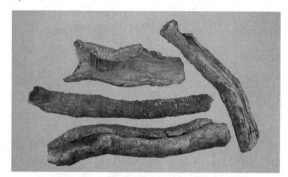

图 2-54　香加皮

（1）中医功效

①补肾益精。香加皮能缓解人类出现的肾阳不足，而且能提高男人性功能，可防止他们出现阳痿早泄和性功能减退，在需要的时候可以把他与桑螵蛸等中药材放在一起服用，在治疗男人阳痿早泄时搭配适量的淫羊藿治疗效果会更好。

②利水消肿。利水消肿也是中药香加皮的重要作用，它对人类的身体水肿以及小便不利等症都有很好的治疗作用，平时治疗时中药香加皮可以单独煎制以后服用，也可以与陈皮和生姜皮还有茯苓皮与大腹皮等中药材一起煎制服用，能起到特别出色的利水作用。

③强壮筋骨。香加皮还是一种能强壮筋骨的中药材，它既能祛风除湿，也能疏通经络，还能强壮筋骨，是中医临床上治疗人类关节疼痛，肢体麻木和腰膝酸软等症状常用药，且治疗效果特别好。

（2）现代功效

香加皮具有强心、降压、抗癌的作用，其中所含的香加皮素能增强呼吸系统的功能。此外，香加皮还具有抗炎和杀虫作用。

（二）利水通淋代表药

1. 滑石（图 2-55）

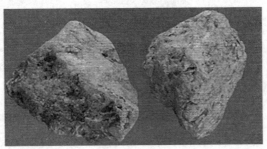

图 2-55 滑石

（1）中医功效

滑石具有利水通淋、清解暑热、收湿敛疮等功效与作用。可以治疗湿热下注引起的小便不利、热淋等症状，多与木通、车前子等药物同用。同时滑石可以用于治疗石淋，多配伍海金沙、金钱草、木通等药物。常与甘草合用，主要用于发热烦渴、小便短赤等症状。还可以配合薄荷、甘草等治疗湿疮、湿疹等皮肤病。

（2）现代功效

①抗菌。滑石对伤寒杆菌与副伤寒杆菌有一定的抑制作用，因此滑石作为添加剂加入药物中，还可以起到杀菌消炎之效。

②保护皮肤和黏膜。滑石的粉剂由于颗粒小，总面积大，能吸着大量化学刺激物或毒物，因此当撒布于发炎或破损组织的表面时，可有保护的作用。内服时除保护发炎的胃肠黏膜而发挥镇吐、止泻作用外，还能阻止毒物在胃肠道中的吸收。

③利尿。滑石有利尿消肿之效，对于小便不利，或者小便时疼痛的患者，将滑石粉搭配车前子、木通等物，有利尿通淋之效。

2. 车前子（2-56）

（1）中医功效

①车前子用于治疗泌尿系感染所致的尿频、尿急、尿痛或男性前列腺增生所致的咳嗽、咳黄、尿中断、尿急等症状。

②车前子有清肝明目的作用，对于肝热上扰引起的目赤肿痛、眼睛干涩有一定的治疗作用。

③车前子有清热化痰的功效，可用于治疗痰热蕴肺造成的咳嗽、咳黄痰。

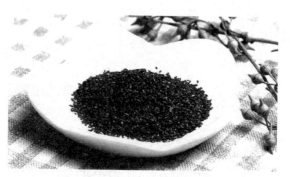

图2-56 车前子

④车前子有止泻作用，有利小便、实大便的功效，能够分清泌浊，对于大便偏稀的人，车前子有一定的止泻功效。

（2）现代功效

药理研究表明，车前子有显著的利尿作用，能促进呼吸道腺体的分泌、稀释痰液，故能祛痰、抑菌；还可防治肾结石，并能调节眼压。

5．通草（图2-57）

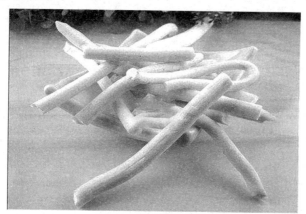

图2-57 通草

（1）中医功效

①清热解毒。通草含有多种生物碱和黄酮类化合物，具有清热解毒的作用，可用于治疗热毒病、痈疽肿毒等疾病。

②利尿通淋通草具有利尿通淋的功效，可用于治疗水肿、尿路感染等疾病。

（2）现代功效

抗炎消肿，通草中的黄酮类化合物具有抗炎消肿作用，可用于治疗风湿关节炎、皮肤炎症等疾病。

（三）利湿退黄代表药

1. 茵陈蒿（图 2-58）

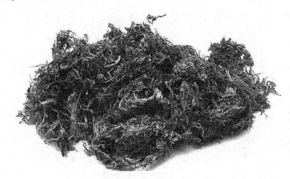

图 2-58 茵陈

（1）中医功效

利胆保肝、清热利湿、降压。

（2）现代功效

①利胆。茵陈蒿有促进胆汁分泌和利胆作用，还可以促进胆固醇溶解，对于胆结石等胆道疾病可以起到预防作用。

②降压。茵陈蒿具有降压和安宁的作用，可改善高血压患者血压偏高的状况。

③保肝。茵陈蒿能降低血清转氨酶活性，减轻肝细胞肿胀、气球样变、脂肪变和坏死程度，可以增强肝脏的解毒功能，保护肝细胞膜的完整和促进肝细胞的再生。

2. 金钱草（图 2-59）

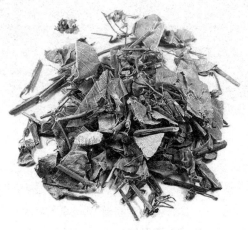

图 2-59 金钱草

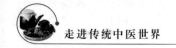

（1）中医功效

①湿热黄疸，胆胀胁痛．治湿热黄疸，常与茵陈、栀子等同用。治肝胆结石，胆胀胁痛，可单用，或与茵陈、大黄、郁金等同用。

②石淋、热淋。可单用大剂量煎汤代茶饮，或与琥珀、海金沙、鸡内金等同用。

③痈肿疔疮，毒蛇咬伤用鲜品捣汁内服、捣烂外敷，或与蒲公英、野菊花、紫花地丁等同用。

（2）现代功效

①利胆。金钱草具有利胆的作用，利胆作用可能在于促进肝细胞分泌胆汁，使肝胆内胆汁增多，内压增高，括约肌松弛，致使胆汁排泄增加。

②利尿通淋。金钱草性微寒，味咸、甘，归肾经、膀胱经，有利尿通淋的作用，可以改善石淋、热淋等病症，治疗石淋时可以单独煎煮金钱草代茶饮。

③解毒消肿。金钱草具有解毒消肿的作用，可以缓解痈肿疮毒以及毒蛇咬伤等病症，常用鲜品内服或外敷，可单用鲜草捣汁饮，或捣敷患处，亦可与野菊花、蒲公英、万年青等同用，以加强清热解毒作用。

3．虎杖（图 2-60）

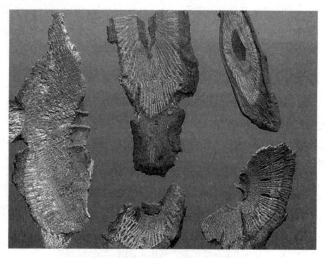

图 2-60　虎杖

（1）中医功效

①利湿退黄。虎杖有利湿退黄的功效。对于治疗湿热黄疸，可单味水煎服也可与茵陈、栀子等同用。如果湿热蕴结膀胱引起小便涩痛、淋浊、带下病，也可单用或与车前子、萆薢等同用效果很好。

②清热解毒。虎杖有清热解毒的功效。虎杖对于治疗烫伤，可单用研末，香油调敷。或与地榆、冰片共研细末，调油贴敷患处。对于治疗痈肿疮毒，可单用虎杖煎汤外洗效果很好。

③散瘀止痛。虎杖有散瘀止痛的功效。对于治疗瘀血所致的经闭、痛经来说，常与桃仁、红花等同用。如果癥瘕积聚，可与三棱、莪术等同用。对于治疗跌打损伤，可与乳香、没药等同用都有很好的疗效。

④止咳化痰。虎杖有止咳化痰的功效。虎杖对于治疗肺热咳嗽，可单味水煎服。或与贝母、杏仁等同用。此外，虎杖还有止血的功效。其煎剂作用，对外伤出血有明显效果。内服对上消化道出血也有止血的作用。

（2）现代功效

降血糖、血脂，虎杖还有降低血糖、血脂的作用。医学研究试验中，家兔静脉注射从虎杖中提取的草酸，可引起低血糖性休克，可降低实验性动物糖尿病的发生率和死亡率。此外，虎杖含有白藜芦醇，具有降血脂的作用。

七、温里药

凡能温里祛寒，用以治疗里寒症候的药物，称为温里药，又称祛寒药。凡以温里祛寒、治疗里寒证为主要作用的药物，称为温里药。

适用范围：温里药主要用于呕吐腹泻、腹冷痛、冷汗、胸痛、脉微欲绝、四肢晕厥等中寒证。

1. 附子（2-61）

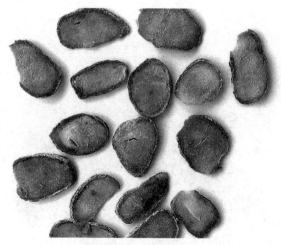

图 2-61 附子

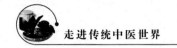

（1）中医功效

①回阳救逆。附子的温性比较强烈，可以治疗阳虚所导致的疾病，起到回阳救逆的功效，比如治疗休克、面色苍白、出大汗、血压偏低等阳虚的病证。

②消阴。附子辛甘温煦，有峻补元阳、益火消阴之效，能温一身之阳，凡阳虚者如肾、脾、心诸脏及卫阳虚弱者均适用。

③散寒止痛。附子味辛、甘、性热，为阳中之阳，归肝、肾、肺经。具有明显的祛除寒湿、温通止痛的效果，尤其适合由于寒湿痹阻所导致的肢体关节疼痛、风湿性关节炎患者，可用附子来止痛，搭配桂枝，效果更明显。

④补益阳气。阳气虚弱的人服用附子，有很好的补益作用，畏寒、肾阳不足的人群，可以通过服用附子改善体质。由于附子性质辛热，可以通经络、补益肾阳、逐风寒湿邪。特别是在深秋时节，如果服用一些附子，对于人体的健康有很大的好处。

（2）现代功效

①改善血液流通。有血管疾病的人群，也可以通过服用附子来改善疾病。

附子可以改善血液流通，可以扩张血管，增加血管内血液的流通，无论是对于血管还是血压，都有很好的改善作用。通过服用附子，可以根据个人体质，起到升压或降压的作用。

②抗缓心律失常。附子可以增强心肌的收缩力，有很好的抗缓慢型心律失常的作用。如果出现心律失常的症状，可以通过服用附子所炖的药膳，来改善症状。

但要注意的是，附子并不是养生药材，它的服用一定要经由医生同意。

③抑制炎症。附子还有抑制炎症的作用，将附子煎剂服用，可以抑制急性炎症。

2. 肉桂（图 2-62）

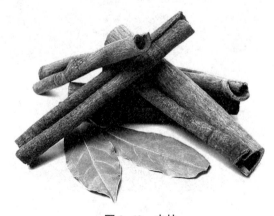

图 2-62　肉桂

（1）中医功效

补火助阳，散寒止痛，活血通经。主要用于肾阳不足、阳痿宫冷、眩晕目赤、心腹冷痛、寒痹腰痛、寒疝奔豚、寒凝血瘀、经闭痛经、阴疽流注等。

（2）现代功效

①预防心血管疾病。肉桂有预防心血管疾病的功效与作用，肉桂挥发油中的主要成分肉桂醛、肉桂酸等均能预防缺血性心肌损伤，并且肉桂能够增加冠脉血流量，增强人体的抗凝血能力，改善冠脉循环和心肌营养状况，故常用于冠心病、心律失常、风心病等心血管疾病的预防与治疗。

②抗氧化。肉桂有抗氧化的功效与作用，现代药理研究证明肉桂乙醚具有较强的抗氧化活性，能够在体外显著抑制脂肪酸的氧化和脂质的过氧化反应。

并且肉桂乙醚化合物对因年老引起的自由基损伤和代谢类疾病综合征等都具有明显的抑制作用。

③降血糖。肉桂有降血糖的功效与作用，肉桂提取物对糖尿病有治疗作用，肉桂水提物中的多酚类化合物能增强胰岛素的生物活性，而且还可作为胰岛素样分子来提高休内葡萄糖的代谢，以降低血液中含糖量。

另外，肉桂含有一种有效的消炎剂，有抗炎的作用。

3．小茴香（图 2-63）

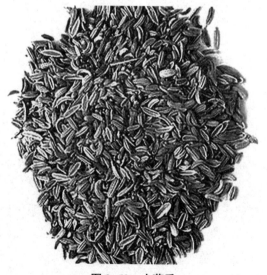

图 2-63 小茴香

（1）中医功效

①寒疝、睾丸肿痛。小茴香味辛、性温、气香，能温肾祛寒，理气疏肝，主

散下焦寒邪而止痛，为治疗寒疝常用要药。

②胃寒呕吐食少、脘腹冷痛。小茴香芳香，有温中散寒，理气和胃，开胃进食之功。

③肾虚腰痛。小茴香能温肾暖腰。

（2）现代功效

杀菌防感染。小茴香有很好的杀菌消炎的效果，这是因为在小茴香中含有一种叫茴香醚的物质，这种物质具有杀菌暖胃的作用，尤其对消灭大肠杆菌、痢疾杆菌有着非常明显的作用，胃寒胃弱的人群在炒菜的时候加入少量小茴香，这样可以预防感染性腹泻的出现。

4. 花椒（图 2-64）

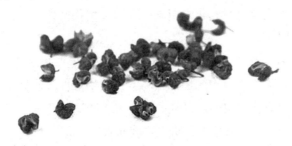

图 2-64　花椒

（1）中医功效

温中止痛，杀虫止痒。主要用于中寒腹痛、寒湿吐泻、虫积腹痛、湿疹瘙痒、妇人阴痒等。

（2）现代功效

①增加食欲。花椒中含有大量的挥发油和天然芳香类物质，这些物质被人体吸收以后，可以促进唾液分泌，能增加食欲，预防消化不良，平时人们出现食欲不振和消化不良时，也可以多吃一些放入花椒调味的食品，对症状缓解有一定的好处。

②消肿止痛。花椒还能消肿止痛，平时人们出现牙龈肿痛或者蛀牙疼痛时，都能把花椒放在疼痛的部位上，能让肿痛的症状尽快减轻。花椒在生活中还有多种不同的作用，平时把它放在米桶中可以防止米类食材生虫，放在沸腾的油锅中则能防止油从锅中溢出。

③驱虫降压。花椒还具有一定的药用价值，它入药以后能驱虫，平时可以用于人类寄生虫病的治疗，把它熬水以后直接服用就能让身体内的寄生虫失去活性

并能随大便一起排出体外。花椒还能直接作用于人类的血管，能让血管扩张，血液循环加快，可以让过高的血压尽快恢复到正常状态。

④驱寒暖胃。花椒泡水具有驱寒暖胃的作用，因为花椒本身就是一种性质温热的中药材，它具有超强的祛寒作用，人们用它煮水以后直接，可以吸收一定的热量，能缓解人类的胃寒或胃痛。

八、理气药

凡以疏理气机为主要功效，常用以治疗气机失调之气滞、气逆证的药物，称为理气药，又名行气药。

适用范围：理气药主要用治脾胃气滞所致脘腹胀痛、嗳气吞酸、恶心呕吐、腹泻或便秘等；肝气郁滞所致胁肋胀痛、抑郁不乐、疝气疼痛、乳房胀痛、月经不调等；肺气壅滞所致胸闷胸痛、咳嗽气喘等。

1. 橘皮（图 2-65）

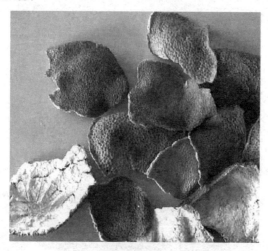

图 2-65 橘皮

（1）中医功效

调中，降逆止呕，燥湿化痰。胸膈满闷，脘腹胀痛，不思饮食，呕吐，哕逆；咳嗽痰多，乳痈初起。

（2）现代功效

①止咳化痰。橘皮有止咳化痰的好处。因为橘子皮中含有的挥发油、柠檬烯，能够促进呼吸道黏膜分泌，缓解支气管痉挛。有利于痰液的排出，可起到祛痰、止咳、平喘的作用。此外，橘子皮中含有的橘皮多糖在体外能明显清除羟自

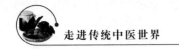

由基，具有抗氧化的效果。

②保护心血管。橘皮有保护心血管的好处。因为橘子中含有170余种植物化合物和60余种黄酮类化合物，大多数物质均是天然抗氧化剂。其中天然芦丁这些物质，能直接作用于人类的心血管，增加血管弹性，促进血液循环，清除血液中的垃圾和毒素。还能防止血压、血脂升高。

③促进消化。橘皮有促进消化的好处。因为橘皮含有挥发油，对胃肠道有温和的刺激作用。可促进消化液的分泌，排除肠管内积气，进而起到促进消化的作用。此外，橘皮还含有辛弗林，能够提高新陈代谢、增加热量消耗、氨化脂肪，有利于减肥瘦身。

④美容养颜。橘皮有美容养颜的好处。因为橘子中含有丰富的维生素 C 和一些天然果糖。不仅可保持皮肤的水嫩，还有助于抑制黑色素的形成。而且还能消除皮肤表层的炎症，使皮肤变得细嫩有弹性。此外，橘子中含有大量的柠檬酸，能转化成人体必需的碱性成分，加快人体内乳酸的代谢，可起到抗疲劳的效果。

2. 木香（图 2-66）

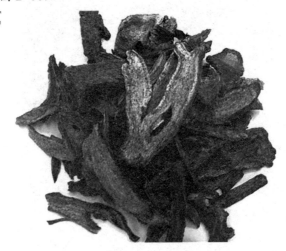

图 2-66　广木香

（1）中医功效

疏理肝气、健脾和胃、行气止痛。

①疏肝理气。木香辛香能够行气，味苦能够清泄，同时木香入三焦经和胆经，故而可以疏通肝胆和三焦之气。可同郁金、大黄、茵陈等药物进行配伍治疗湿热郁蒸，肝胆疏泄失调，气机阻滞而导致的胸肋胀痛、黄疸口苦等症。

②健脾和胃。木香性味辛，行苦泄温通，能够疏通全身气机，尤其善于行脾胃气滞不适，因此常可用于改善脾胃气滞、脘腹胀痛、食积、消化不良、食欲不振等不适症状。

③行气止痛。木香还具有行气止痛的功效，其性偏于温通，故而可缓解寒疝腹痛及睾丸偏坠疼痛等。

（2）现代功效

①对消化系统的影响。木香对胃肠道有兴奋和抑制的双向作用；能促进消化液分泌。木香单味药能通过加快胃肠蠕动、促进胃排空，明显拮抗急性胃黏膜损伤；有明显的利胆作用。

②抗病原微生物作用。木香粉对白色葡萄球菌、枯草杆菌、大肠杆菌及伤寒杆菌有抗抑作用；水煎剂对副伤寒杆菌有轻微的抑制作用；挥发油有较强的杀菌作用，特别是对链球菌和葡萄球菌。

③其他木香有一定的利尿及促进纤维蛋白溶解等作用。

3．沉香（图 2-67）

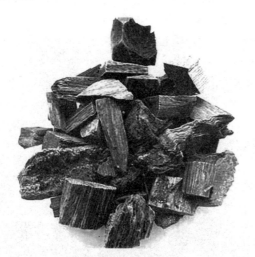

图 2-67 天然沉香

（1）中医功效

①主要用于寒凝气滞之胸腹胀痛、胃寒呕吐、肾虚作喘等。

②西医诊为支气管哮喘属肾不纳气者，痫证、风湿性心脏病慢性心力衰竭、痛经等属寒凝气滞者。

（2）现代功效

①治愈失眠。由于沉香中含有大量天然挥发油，这些物质可直接作用于人体

的中枢神经，具有镇静安神的重要作用。将其制成饰物，随身携带时可驱邪，也能镇惊；能减少外界不良因素对人体的伤害。

与此同时，在室内点燃沉香，人们在呼吸了这浓烈持久的香气后，会感到身心放松、舒畅，对于失眠的人来说，适当点燃一些沉香，可以很好的改善睡眠。

②止痛。由于沉香入药后，沉香具有行气止痛的重要作用，当人们出现畏冷、气血不和引起腹部疼痛时，可直接服用适量的沉香。

此外，当人们出现打嗝、恶心、呕吐时，服用适量的沉香也能使症状明显减轻。

另外，沉香有一定的麻醉作用，有外伤时应用沉香，能有效地减轻病人的疼痛感。

③帮助消化。在日常生活中，人们会出现脾胃不和、腹部胀痛，或者脾胃虚寒的时候，都可以服用适量的沉香；在服用时，可以搭配适量的陈皮和泽泻，以及香附等中药材，使脾胃调理脾胃，使人食欲不振、胸胁胀痛的症状尽快得到缓解。

4. 乌药（图2-68）

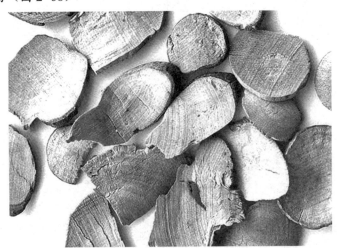

图2-68　乌药

（1）中医功效

①治疗寒凝气滞之胸腹诸痛证。本品味辛行散，性温祛寒，入肺而宣通，入脾而宽中，故能行气散寒止痛。

②治疗尿频、遗尿。本品辛散温通，入肾与膀胱而温肾散寒，缩尿止遗。

③温肾散寒，用于胃寒痉挛，宿食不消，反胃吐食，寒疝。

（2）现代功效

①抗菌、抗病毒作用。张天民等报道，乌药 20％的药液对呼吸道合胞病毒（RSV）、柯萨基 B1、B3、B4 病毒（CBV）有明显的抑制作用，乌药对金黄色葡萄球菌、甲型溶血链球菌、伤寒杆菌、变形杆菌、绿脓杆菌、大肠杆菌均有抑制作用。另外，鲜乌药叶也有抗菌作用。

②对消化系统的影响。乌药能增加消化液的分泌，还能对抗临床应用大黄引起的腹痛。

③对心血管系统的作用。乌药对心肌有兴奋作用，其挥发油内服有兴奋心肌、加速回流循环、升压及发汗作用，亦有兴奋大脑皮质、促进呼吸作用，局部涂用可使血管扩张、血液循环加快、缓解复合肌肉痉挛性疼痛作用。

④其他体。外实验表明，乌药有促进血凝作用，亦有报道乌药有抗凝血酶作用。

九、消食药

凡以消食化积、增进食欲为主要功效的药物都称为消食药，又称消导药或助消化药。

适用范围：主要适用于食积停滞所致的脘腹胀满，嗳气泛酸，恶心呕吐，不思饮食，泄泻或便秘等症。

1．山楂（图 2-69）

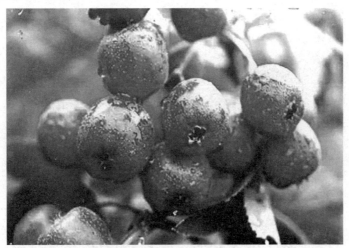

图 2-69 山楂

（1）中医功效

消食化积，行气散瘀。

①饮食积滞。本品酸甘，微温不热，功善消食化积，能治各种饮食积滞，尤为消化油腻肉食积滞之要药。

②泻痢腹痛、疝气痛。山楂入肝经，能行气散结止痛，炒用兼能止泻止痢。

③瘀阻胸腹痛、痛经。本品性温兼入肝经血分，能通行气血，有活血祛瘀止痛之功。

（2）现代功效

①促进消化。山楂有促进消化的功效与作用，是因为山楂含脂肪酶，脂肪酶能促进脂肪消化，并能促进胃消化酶的分泌，进而起到促进消化的作用。

另外，山楂对对胃肠功能具有一定调节作用，能够改善肠胃功能。

②抗菌。山楂有抗菌的功效与作用，现代药理研究发现，山楂煎剂对各种痢疾杆菌及绿脓杆菌、大肠杆菌、金黄色球菌、乙型链球菌、炭疽杆菌、变形杆菌、白喉杆菌、伤寒杆菌等有明显的抑制作用。

③防治心血管疾病。山楂有防治心血管疾病的功效与作用，因为山楂具有扩张血管，增加冠脉血流量，改善心脏活力，降低血压和胆固醇，软化血管的作用，能够有效防治动脉粥样硬化、高血脂、冠心病、心绞痛等心血管疾病。

④美白抗衰。山楂有美白抗衰的功效与作用，因为山楂中含有丰富的维生素c以及黄酮类物质，维生素c可以抑制络氨酸酶的形成，间接抑制黑色素的形成，减少黑色素的沉淀，淡化黑色素，进而起到美白的作用。

2. 神曲（图2-70）

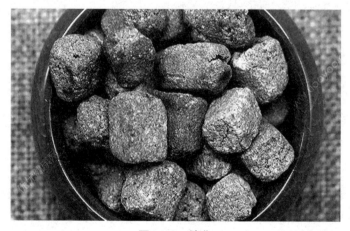

图2-70　神曲

（1）中医功效

①健脾开胃。神曲中主要成分为酵母菌，还有淀粉酶、挥发油、脂肪油，还有维生素 B 等，具有促进消化的作用，因此对于消化不良、食欲不振、腹胀吐泻等症状有一定的治疗作用。

②解表散寒。神曲味辛兼有解表的功效，因此可以治疗风寒以及食滞证，但是解表的能力不强，可以搭配辛温的其它解表药，比如防风、荆芥一起服用。

③祛湿化痰。神曲可以温胃化痰、逐水消滞、祛湿化痰，可用于痰饮咳嗽、四肢水肿等病症的治疗。

（2）现代功效

①消炎杀菌。神曲在制作过程中需要用到新鲜青蒿，这种药物内部含有多种杀菌成分，对大肠杆菌、金黄色葡萄球菌等多种致病菌和敏感菌均有杀灭作用，因这些病菌感染而引发肠胃炎、痢疾等疾病者，可通过食用神曲来改善病情。

②健脾消食。神曲在发酵过程中会产生大量的酵母菌，这种有益菌可以促进胃液分泌，提高肠胃蠕动和消化能力。同时神曲还具有健脾和胃、消食化积之功效，对改善消化不良、食欲不振、呕吐恶心等症状也有帮助。

③产后回奶。神曲里面含有维生素 B 复合体，此成分能够抑制乳汁分泌，产后女性若想断奶，可以适当吃一点神曲。

3．麦芽（图 2-71）

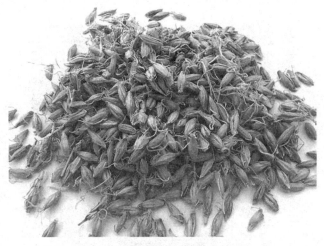

图 2-71 麦芽

（1）中医功效

①米面薯芋食滞。本品甘平，健胃消食，尤能促进淀粉性食物的消化。

②断乳、乳房胀痛。本品有回乳之功。

③本品又兼能疏肝解郁。

（2）现代功效

①促进消化的作用。根据研究发现，麦芽里面含有能帮助促进消化的消化酶和维生素 B，不过服用的时候需要注意，因为麦芽在煎炒的情况下可能药效会降低，所以最好是生者使用，也可以进行微微翻炒，不会改变其药性，也可以将麦芽浸泡直接服用，能起到降低血糖的作用，但是具体的用法则需要咨询专业的医师，利用麦芽制作的药物也很多，如果想要服用这些药物的话，那么则药仔细阅读使用说明书。

②帮助治疗乳房胀痛。产妇在生产之后会感觉到乳房胀痛，经常会有乳汁堆积的情况，利用麦芽和山楂以及其他的一些成分一起服用，能够当做促进回乳的药品，当然也可以用作促进消化的食物，可以单独使用，也可以和其他的产品一起服用，不过对于麦芽过敏的人应该禁止使用，如果不清楚剂量和药效，最好是咨询一下医生，这样对于自己使用的话会有比较明显的效果和保障。

③其他效果。除了以上几点之外，还应该注意，麦芽还有健脾的功效，入股是因为脾胃虚弱导致的食量减少，那么则可以服用一些，如果肝胆不舒服，有轻微的肝胆胀痛的情况，服用高一些也能缓解，但是需要注意，如果是因为一些全身性的疾病导致上述的症状，那么还是需要进行对症治疗的。

4. 莱菔子（图 2-72）

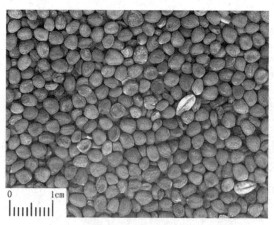

图 2-72　莱菔子

（1）中医功效

①消食除胀。莱菔子有消食除胀的功效。因为莱菔子味淡、微苦辛，归肺、

脾、胃经。对于食积气滞、腹胀疼痛的患者来说，可与山楂、陈皮等药物同用，有很好的疗效。

②降气化痰。莱菔子有降气化痰的功效。因为莱菔子味淡、微苦辛，归肺、脾、胃经。对于肺气不降导致的咳嗽，可与紫苏子、白芥子同用，有很好的疗效。

同时，还可有效缓解痰喘、胸闷的症状。

（2）现代功效

①抗菌消炎。莱菔子有抗菌消炎的作用。因为莱菔子中含有的莱菔子素，对多种真菌都有抑制作用。如葡萄球菌、大肠杆菌、痢疾杆菌、伤寒杆菌、链球菌等。此外，莱菔子水浸剂在试管内，对同心性毛癣菌等六种皮肤真菌有不同程度的抑制作用。

②抗衰老莱菔子有抗衰老的作用。因为莱菔子中含有黄酮类物质，能够有效清除自由基，帮助消除面部色素沉着。

③此外，据动物实验表明，莱菔子水-醇提取液给猫和犬静脉注射，有非常明显的降压作用。

十、驱虫药

凡能将肠道寄生虫能杀死或驱出体外的药物，称为驱虫药。

适用范围：驱虫药主要用于治疗肠道寄生病，如蛔虫病、蛲虫病、绦虫病、钩虫病、姜片虫病等。

1. 槟榔（图2-73）

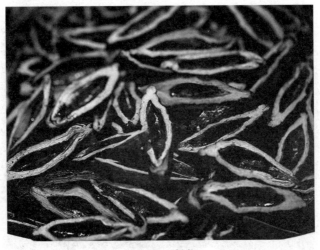

图2-73　槟榔

（1）中医功效

杀虫消积，行气，利水，截疟。

①肠道寄生虫病。本品驱虫谱广，对绦虫、蛔虫、蛲虫、钩虫、姜片虫等肠道寄生虫都有驱杀作用，并以泻下作用驱除虫体为其优点。

②食积气滞、泻痢后重。本品辛散苦泄，入胃肠经，善行胃肠之气，消积导滞，兼能缓泻通便。

③水肿、脚气肿痛。本品既能利水，又能行气，气行则助水运。

④疟疾。本品截疟。

（2）现代功效

①消积。槟榔可用来治疗食积气滞、腹胀便秘以及各种湿热泻痢等症状。

②杀虫。槟榔对于绦虫、蛔虫、饶虫、钩虫等肠道寄生虫都有驱虫、杀虫的作用，并且通过泻下的作用驱除虫体，治绦虫病效果更佳。

③抑病毒、抗真菌。槟榔的营养成分非常多，还具有抗真菌、病毒、促消化、美容以及补充人体中所需的营养元素和有益物质等。

④疗疟。槟榔有一定的抗疟作用，但是，槟榔不可以长期大量的咀嚼，有认为槟榔咀嚼以后，会有诱发口腔癌的一个副作用，因此，槟榔虽然口味不错，但尽量不要咀嚼。

⑤提神醒。脑槟榔中含有许多的生物碱元素，这种碱性成分能够对我们的神经系统有一定影响，适当食用槟榔可以刺激神经系统，以达到提神醒脑的功效。

2. 使君子（图 2-74）

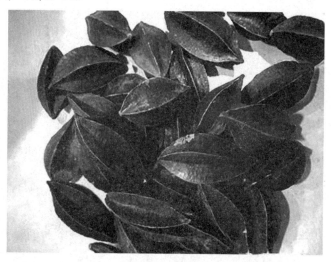

图 2-74　使君子

（1）中医功效

①蛔虫病、蛲虫病。本品味甘气香而不苦，性温又入脾胃经。

②小儿疳积。本品甘温，既能驱虫，又能健脾消疳。

（2）现代功效

①驱虫作用。使君子在体外试验中对蚯蚓、水蛭、猪蛔等均有较强的抑制效果。对用，对于幼虫，使君子粉剂无效，但使君子粉剂和百部粉剂合用，则稍有效果。于自然感染鼠蛲虫的小鼠的实验结果表明，使君子粉、使君子和百部粉合用均有一定的驱蛲作

②抗菌作用。使君子水浸剂在体外对堇色毛癣菌、同心性毛癣菌、许兰氏黄癣菌、奥杜盎氏小芽孢癣菌、铁锈色小芽孢癣菌、羊毛状小芽孢癣菌、腹股沟表皮癣菌、星形奴卡氏菌等皮肤真菌有不同程度的抑制作用。

3．南瓜子（图2-75）

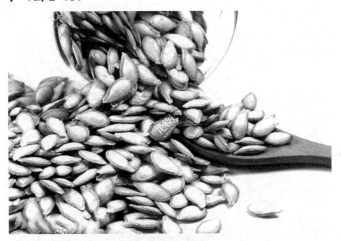

图2-75 南瓜子

（1）中医功效

杀虫。

①绦虫病。本品甘平，杀虫而不伤正气，用治绦虫病。

②南瓜子亦可用治血吸虫病，但须较大剂量（120～200g），长期服用。

（2）现代功效

①降血压，血糖。南瓜籽能起到降血压、血糖的作用。由于南瓜籽中富含易消化的蛋白质，所以可以起到稳定血糖的作用。与此同时，南瓜籽富含泛酸，这种物质能减轻静止性心绞痛，对治疗有一定的降压作用。另外，南瓜籽富含维生

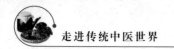

素 B1、维生素 E，还能起到稳定情绪、缓解失眠的作用。

②保护脑部血管。南瓜籽具有保护大脑血管的功效。由于南瓜籽中含有不饱和脂肪酸和植物甾醇，可以降低胆固醇。另外，南瓜籽所含的维生素 E，可以减少油脂氧化，避免胆固醇附着在血管上，使血液通畅。与此同时，其所含的泛酸、烟酸，能帮助脂肪代谢，促进血液循环，并可降低低密度胆固醇及甘油三酯的含量。

③加速消化。南瓜籽具有促进消化的功效。由于南瓜籽富含营养和果胶，其中，果胶具有极好的吸附能力，可吸附并清除人体内的细菌毒素及其它有害物质，具有解毒的作用。此外，还能保护胃肠道粘膜不受粗糙食物的刺激，对溃疡的愈合和消化有一定的保护作用。

④改善精子质量。南瓜籽具有改善精子质量的作用。由于南瓜籽富含锌，不但对前列腺有益，而且能增加精子的数量。并有补肾之功效。有利于男性生育功能的提高。

4．雷丸（图 2-76）

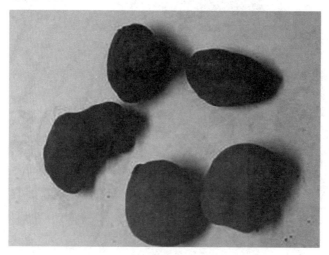

图 2-76　雷丸

（1）中医功效

①绦虫病、钩虫病、蛔虫病。本品驱虫面广，对多种肠道寄生虫均有驱杀作用，尤以驱杀绦虫为佳。

②小儿疳积。本品具杀虫消积之功，主入阳明经以开滞消疳。

（2）现代功效

雷丸的浸出液能够通过溶蛋白酶左右使蛋白质分解、破坏，虫头不能附于肠壁而排出，可使自然排出的绦虫节片死亡；此外，还具有抑蛔、增强机体免疫、抗炎等作用。现代应用雷丸配伍其他药物，可以治疗多种肠道寄生虫病、小儿顽固性食积腹痛、厌食症等疾病。

十一、止血药

凡能够制止体内外出血的药物，称为止血药。

适用范围：止血药的主要适用于各部位出血病证，如咯血、衄血、吐血、尿血、便血、崩漏、紫癜及创伤出血等。

（一）凉血止血代表药

1．大蓟（图2-77）

（1）中医功效

凉血止血，散瘀解毒消痈。主要用于吐衄、咯血、崩漏等血热出血证，肠痈、肺痈等火热毒盛的痈肿疮毒。

（2）现代功效

①凉血止血。大蓟可以起到凉血止血的效果，主要针对于瘀疡肿痛导致的出血情况，或者是吐血、便血情况，可以起到有效调理和改善作用。

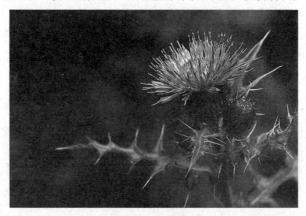

图2-77　大蓟

②行瘀消肿。大蓟可以起到行瘀消肿的效果，主要针对于毒疮痈导致的伤口不收，或者是局部有脓液情况，可以起到有效调理和改善作用。

③抗菌消炎。大蓟可以起到抗菌消炎的效果，主要针对于肝炎、肾炎导致的身体不适情况，可以起到调理的效果，另外对于男性所出现的前列腺炎病情，可以起到很好的改善。

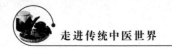

2．地榆（图 2-78）

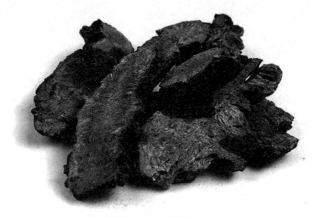

图 2-78　地榆

（1）中医功效

①清热解毒。地榆富含地榆苷、地榆苷、苷元、熊果酸、地榆苷、地榆皂苷 A 等有效成分，而且是寒性中草药，所以清热解毒的功效非常显著。临床上可用于治疗咽喉肿痛、口舌生疮等。此外，还可以帮助动物解毒，捣碎的汁液可以外用治疗老虎、蛇、昆虫等动物的咬伤。

②凉血止血。地榆有凉血止血的功效，可除下焦热。因为含有鞣质、多酚等物质，能起到很强的抑制纤溶酶的作用。如果出现便血、痔疮出血、咯血等症状，可用地榆水煎服治疗，血热症状患者也可服用地榆帮助调理。

③消肿敛疮。外用炒地榆粉可消肿敛疮，有效减少皮损处渗出等症状，减轻组织水肿，使伤口在短时间内得到有效恢复，从而预防脓疱疮感染引起的严重并发症。

（2）现代功效

消炎抗炎，地榆水提取物具有消炎抗炎作用，尤其是其中所含的甲基没有食子酸，使其抗炎作用极为显著，对大肠杆菌、绿脓杆菌、副伤寒杆菌等多种细菌均有抑制作用。

3．白茅根（图 2-79）

（1）中医功效

凉血止血，清热利尿，清肺胃热。主要用于血热鼻衄、咯血、尿血、血淋等出血证，热毒淋证、水肿，湿热黄疸，胃热呕吐，肺热咳喘等。

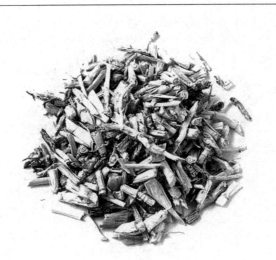

图 2-79　白茅根

（2）现代功效

①清热解毒作用。白茅根含有草酸、黄酮类、淀粉酶等成分，能够清热解毒，对于体内病毒、细菌、毒素等有一定的抑制和清除作用，从而改善人体的免疫力和抗病能力。

②消肿利尿作用。白茅根还是一种良好的消肿利尿剂，它含有丰富的水溶性淀粉质和黄酮类物质，能够增加尿量，从而在一定程度上缓解水肿、浮肿等症状。

③改善皮肤问题。白茅根具有清热解毒的功效，能够清除体内毒素，从而改善体内环境，减少与皮肤有关的问题，如痤疮、湿疹、热疹等。

④促进健康。除了治疗疾病，白茅根也可以保持人体健康。它可以清除体内毒素，促进体内环境的平衡，从而有助于预防一些疾病，如感冒、发烧等。此外，它也可以促进消化和代谢，增强体力和精力，使人更加健康。

（二）化瘀止血代表药

1. 三七（图 2-80）

（1）中医功效

化瘀止血，活血定痛。主要用于各种出血证，瘀血肿痛、跌打损伤等属于瘀血阻滞者。

（2）现代功效

①止血、消炎止痛。三七粉具有活血止血、消炎止痛的作用，对于产后出血或外伤都有很好的效果。

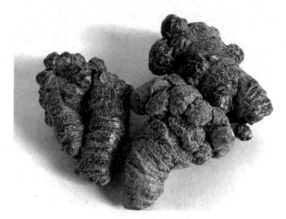

图 2-80　三七

②增强免疫。三七粉具有三七多糖、三七总皂苷、三七总皂甙、氨基酸等成分，能促进巨噬细胞的功能，总皂苷能提高血液中白细胞总数和淋巴细胞百分比，而氨基酸是人体必需的营养素，能加速人体免疫球蛋白的合成，所以三七粉具有增强免疫力的作用。

③保肝。由于三七粉中含有三七总皂甙，三七总皂甙可促进肝细胞生长，预防肝纤维化和微血管病变，保护肝脏免受化学损伤，有效降低肝细胞凋亡。

④心脑血管疾病的防治。由于三七粉含有三七总皂甙，可以有效地预防心脑血管疾病，三七粉具有扩张人体血管、降低人体血压、改善体内微循环、增加血液流量、预防动脉硬化等功效，对多种心脑血管疾病都有良好的防治效果。

⑤此外，三七粉具有调节血糖的作用，具有防治高血脂、高血糖等疾病的作用。

2. 茜草（图 2-81）

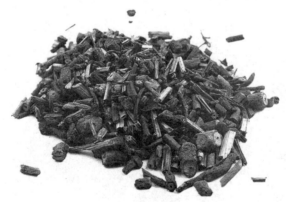

图 2-81　茜草

（1）中医功效

凉血化瘀，止血通经。主要用于血热妄行的出血证及血瘀经闭，跌打损伤，风湿痹痛等。

（2）现代功效

①美容护肤。茜草最常见的用途之一，是用于护肤。将茜草根磨成粉，加入少量蜂蜜，然后涂抹至受伤或由于感染而出现损伤的皮肤部位，以促进组织愈合。

如果与酥油混合并局部外抹，即可缓解痤疮。

②升高白细胞。茜草的粗提取物具有升高白细胞的作用。

其升高白细胞的有效成分之一为带芳香环的酚羧酸甙，该有效成分的衍生物茜草双酯已有人工合成。

③治老年慢性气管炎。茜草根配含羞草根、红背叶治慢性气管炎有较好的止咳、祛痰、平喘作用。其中主要有效药物虽为含羞草根，但茜草根也有镇咳和抗菌作用。

④抗菌。茜草根水提取液对金黄色葡萄球菌有一定的抑制作用，对肺炎链球菌、流感杆菌和部分皮肤真菌也有抑制作用。茜草素对金黄色葡萄球菌也有抑制作用。

3．蒲黄（图2-82）

（1）中医功效

止血，化瘀，利尿。用于吐血，衄血，咯血，崩漏，外伤出血，经闭痛经，胸腹刺痛，跌扑肿痛，血淋涩痛。

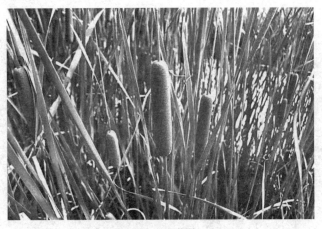

图 2-82 蒲黄

（2）现代功效

①改善低氧耐力。蒲黄可以提高心肌和脑对缺氧的耐受能力，或降低心、脑等组织的耗氧量，对心脑缺氧具有保护作用，其作用机理可能是通过减少 ATP 和 ADP 的含量，使大脑皮层细胞膜上 Na-K-ATP 酶和 Mg-ATP 酶活性增强，加速 ATP 分解，从而使心肌缺氧耐力下降，肝超氧化物歧化酶恢复或接近正常水平，提高脑组织和动脉血氧分压，降低氧耗量及乳酸含量。

②降血脂与动脉粥样硬化的关系。蒲黄的降血脂作用与其激活巨噬细胞的功能有关。蒲黄具有降低总胆固醇、增加 HDL-C、减少血小板粘附和聚集等作用，同时对血管内皮细胞有保护作用，可抑制粥样硬化斑块的形成。蒲黄中不饱和脂肪酸、槲皮素具有降血脂、防治粥样硬化作用。

③抑菌作用。蒲黄对金黄色葡萄球菌、弗氏痢疾杆菌、绿脓杆菌、大肠杆菌、伤寒杆菌、史密氏痢疾杆菌和 2 型副伤寒杆菌都有很强的抑制作用。

槲皮素还具有抗菌、抗过敏、解痉等功效。

④止血化瘀。蒲黄可缩短出血时间，起效快。

（三）收敛止血代表药

1. 白芨（图 2-83）

（1）中医功效

①收敛止血。白芨有良好的局部收敛止血作用，可以增强血小板因子活性，在短时间内凝血，并且加快凝血酶的生成，从而起到止血的目的。

②消肿生肌。白芨自身有寒性，可以帮助缓解肌肉的水肿状态，同时能促进蛋白质的合成，从而加快伤口愈合的速度，具有消肿生肌的作用。

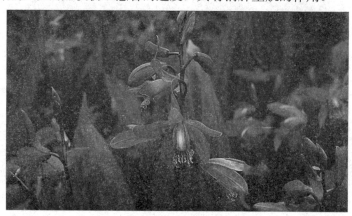

图 2-83　白芨

（2）现代功效

①手足皲裂。手足皲裂是摩擦、环境因素、其他疾病影响等原因引起的手、足部位皮肤干裂，伴有出血、疼痛感的症状。白芨具有消肿生肌、化瘀止血的功效，可以有效改善手足皲裂的不适症状。

②消化性溃疡。消化性溃疡是发生于胃和十二指肠的慢性溃疡，容易使患者出现疼痛、消化道异常、出血等不适症状。白芨可以起到活血消肿、收敛止血的作用，能减少对胃肠感觉神经末梢的刺激并且阻止肠内毒物的吸收，有利于辅助改善消化性溃疡。

③肺结核。肺结核是由结核分歧杆菌引起的一种慢性传染病，表现为咳嗽、咳痰、咯血、午后潮热等症状。中医认为，白芨归肺、肝、胃经，具有补肺的功效，可以在一定程度上辅助治疗肺结核引起的咯血症状。

2．血余炭（图 2-84）

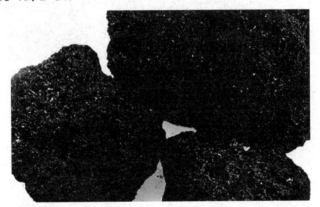

图 2-84 血余炭

（1）中医功效

化瘀止血，养阴利尿。主治瘀血阻滞的出血证及小便不利等。

（2）现代功效

①止血。止血是血余炭的主要作用，它煎水以后的得到的提取物，能有效缩短人类的出血时间，加快血液凝结，也能促进血小板聚集，其止血作用持别明显，平时它可以用于人类吐血和咳血以及便血等常见病的治疗，止血功效特别明显。

②抗菌消炎。抗菌消炎也是中药血余炭的重要作用，它对人体内的金黄色葡萄球菌和伤寒杆菌以及痢疾杆菌都有明显抑制作用，平时它可以用于人类带状疱疹的治疗的，治疗时需要把适量的血余炭研末以后外用，多数患者用药一次以后

疼痛症状就能消失。

③利水消肿。利水消肿也是中药血余炭的重要作用，平时人们出现身体浮肿和小便不利以及肾炎和肾功能不全等症时，也能用血余炭进行治疗，可以把它单独煎制以后服用，也可以把它与其他利水的中药材一起搭配使用，能让身体内多余水分排出，让水肿很快消退。

3．藕节（图2-85）

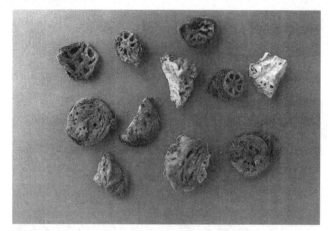

图 2-85　藕节

（1）中医功效

收敛止血。主要用于吐血、咯血、衄血等多种出血证。

（2）现代功效

具有止血、抗菌、抗炎作用。

（四）温经止血代表药

1．炮姜（图2-86）

（1）中医功效

①主治虚寒出血证、腹痛、腹泻等。

②西医诊为功能性子宫出血、溃疡性结肠炎、产后出血等属脾胃虚寒，脾不统血者。

（2）现代功效

①止泻。炮姜入药以后性质温和可以温暖脾胃，能温中止痛和止泻，对人们因脾胃

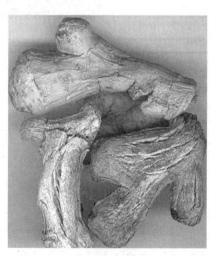

图 2-86　炮姜

虚弱出现的腹泻和腹痛有良好的治疗功效，在治疗时可以与厚朴和附子等中药材搭配使用，另外炮姜对女性产后血虚也有很好治疗效果，可以与当归和桃仁一起使用。

②止血。炮姜可以用于人类脾胃虚寒和多种出血性疾病的治疗，像血痢和吐血以及便血都疾病都会在治疗时用到炮姜，不过单独使用炮姜治疗效果不明显，在治疗时应该加入人参、黄芪和附子等中药材，这样会让它的止血功效得到更好的发挥。

③温中散寒。中药炮姜的药性温和，具有散寒的功效。有脾胃虚寒的患者，可以适量的服用中药炮姜。在平常的生活中，也可将生姜泡脚，效果也非常不错。当然，最重要的还是要做好防寒保暖措施，避免寒气入侵身体。

④改善失眠。炮姜具有改善失眠的作用，失眠是一种常见的症状，引起失眠的主要因素为心理因素。有失眠症状的患者，首先要保持积极向上的心态，其次要多运动，最后选择合适自己的药材。中药炮姜中的药用成分对于改善失眠有很好的功效，建议大家尝试一下这种方法。

⑤消炎杀菌。炮姜中含有一些姜辣素和酚类化合物它们是天然的药用成分，能消灭人体内的金黄色葡萄球菌和链球菌，并能抑制人体内多种病毒的活性，经常服用能杀菌消炎也能提高人体的抗炎抗病毒能力，它对维持人体健康提高人类身体素质有特别积极的作用。

2. 艾叶（图2-87）

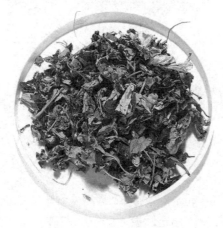

图2-87　艾叶

（1）中医功效

①各种出血证。艾叶性温，能温经止血，尤宜用于虚寒性出血。

②虚寒性腹痛。艾叶能散寒止痛，暖宫助孕。

③泻痢霍乱，妇女带下。艾叶辛温散寒，苦温燥湿，故适用于腹泻、带下属寒湿下注者。

④腹泻、带下属寒湿下注。

（2）现代功效

①灭菌消毒。由于艾叶中含有特殊的物质，具有杀菌消毒的作用，所以，有些人经常用艾叶煮水、沐浴、熏蒸等，也可以用来泡脚。

②平喘，止咳。艾叶具有平喘和镇咳的作用。研究结果表明，艾叶浸剂对豚鼠支气管有舒张作用，可以止咳平喘，对治疗感冒也有一定的疗效。

③沉着安神。用艾叶泡脚能起到活血的作用，还能起到安神的作用，还能改善睡眠质量。

④驱蚊。艾叶本身带有一种特别的香味，可以让蚊虫非常害怕，夏天在皮肤上抹上艾叶水可以起到驱蚊的作用。

3．灶心土（图 2-88）

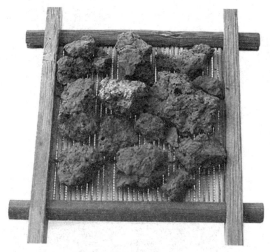

图 2-88　灶心土

（1）中医功效

温中止血，止呕，止泻。灶心土是土灶内底部中心的土块，是温经止血类中药。从中医的角度来说，灶心土性温，味辛，归脾、胃经，具有温中止血、止呕、止泻的功效。

（2）现代功效

现代药理研究表明，其主要含有氧化铁、硅酸、氧化铝等成分，能够使凝血时间缩短，可以增强血小板第三因子的活性，抑制纤维蛋白溶解酶从而进行止血，也可用于虚寒出血、脾虚久泻、畏寒呕吐等。

十二、活血化瘀药

是用温热的药物配合活血化淤的药物，以温经通络散寒化淤，驱散阴寒凝滞之邪，使经脉舒通血活淤化。

适用范围：适用于血行不畅、经脉阻滞，如女子经行不畅、小腹疼痛；寒凝瘀阻、胸胁或肢节疼痛及外伤所致的瘀块肿痛等症。

（一）活血止血代表药

1．川芎（图2-89）

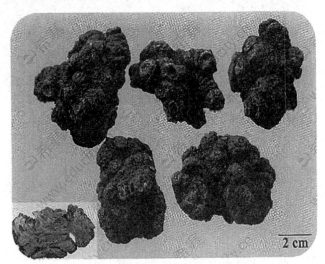

图2-89　川芎

（1）中医功效

活血行气，祛风止痛。主要用于心脉瘀阻之胸痹心痛、肝郁气滞之胁肋胀痛、肝血瘀阻之胸胁刺痛、瘀血阻滞之跌仆损伤、疮疡肿痛、月经不调、经闭痛经、产后瘀痛、恶露不行、多种头痛和风湿痹痛等。

（2）现代功效

①现代药理学研究证实。川芎制剂有一定的抗菌作用，尤其对伤寒杆菌、副伤寒杆菌、霍乱弧菌、绿脓杆菌以及致病性的皮肤真菌都有一定的抑制作用。

②川芎中所含有的川穹嗪、阿魏酸、阿魏酸钠，具有活血化瘀功效，可扩张冠状动脉、增进冠脉流量、缓解心绞痛，并具有抗血栓形成的作用。

③川芎也是多种中成药的主要成分，比如常用的益母丸、人参败毒丸、十全大补丸、再造散、柏子养心丸等中成药均含有川芎。

2. 延胡索（图2-90）

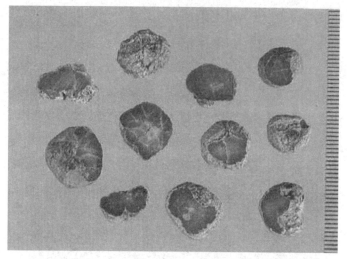

图2-90　延胡索

（1）中医功效

活血行气，延胡索辛散温通，既能活血，又能行气，具有良好的止痛效果，可广泛的运用于血瘀气滞引起的全身各部位的疼痛不适。也可以治疗寒凝胃痛、肝郁胁肋疼痛、胸痹心痛、寒疝腹痛、风湿痹痛、跌打损伤、痛经等病症。

（2）现代功效

①镇静止痛。延胡索含有延胡索甲素、乙素、丑素等成，分均有较好的镇静、止痛功效，对于抑制疼痛有突出的作用，也可起到一定催眠作用。延胡索的止痛镇痛作用虽然相较于吗啡较弱，但是却不容易形成成瘾性。

②保护心脏。延胡索醇提取物能够扩张冠脉、降低冠脉阻力，增加冠脉血流量，提高心肌耐缺氧能力。延胡索总碱能够抗心率失常，去氢延胡索甲素能保护心肌细胞、抗心肌缺血。

3. 姜黄（图2-91）

（1）中医功效

①气滞血瘀痛证。本品辛散温通，苦泄，既入血分又入气分，能活血行气而止痛。

②风湿痹痛。本品辛散苦燥温通，外散风寒湿邪，内行气血，通经止痛。

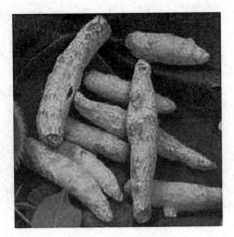

图 2-91 姜黄

（2）现代功效

①增进食欲、促进消化。姜黄有温补脾胃的功效，因为从中医食疗的角度讲，姜黄性味偏温热，因此对于脾胃虚寒所导致的食欲不振、恶心、呕吐、腹痛、腹胀、腹泻，如果适当应用姜黄，通过温补脾胃的阳气，祛除脾胃的寒气，有增进食欲、促进消化的功效。

②增进精神。姜黄温热的属性，能够温补全身的阳气，对于手脚冰凉、面色苍白、精神倦怠、容易疲倦、抵抗力低下的人，适当应用姜黄，有增进精神、提高身体素质的功效。

③美容养颜。从西医营养学的角度讲，姜黄当中含有丰富的黄酮类化学物质，能够清除自由基，进而发挥出抗氧化、抗衰老的作用，使皮肤变得更加红润、细腻、白皙和富有弹性，进而发挥出美容养颜的功效。

④提高机体免疫力。姜黄当中的黄酮类的化学物质，能够刺激体内免疫物质的生成，因此在提高机体免疫力方面有积极的作用。

4. 乳香（图 2-92）

（1）中医功效

①跌打损伤，疮疡痈肿。本品辛香走窜，入心、肝经。味苦通泄入血，既能散瘀止痛，又能活血消痈，祛腐生肌，为外伤科要药。

②气滞血瘀痛。本品辛散走窜，味苦通泄，既入血分，又入气分，能行血中气滞，化瘀止痛；内能宣通脏腑气血，外能透达经络，可用于一切气滞血瘀之痛证。

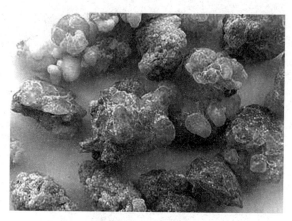

图 2-92　乳香

（2）现代功效

本品有较显著的镇痛作用。以乳香为首味药的子宫丸比多种抗菌素有更强烈的抑菌作用，且能有效地杀灭滴虫。

（二）活血调经代表药

1. 丹参（图 2-93）

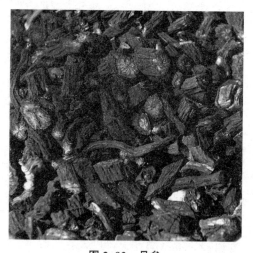

图 2-93　丹参

（1）中医功效

①月经不调，闭经痛经，产后瘀滞腹痛，本品功善活血祛瘀，性微寒而缓，能祛瘀生新而不伤正，善调经水，为妇科调经常用药。《本草纲目》谓其"能破宿血，补新血。"《妇科明理论》有"一味丹参散，功同四物汤"之说。临床常

用于月经不调、经闭、痛经及产后瘀滞腹痛。因其性偏寒凉，对血热瘀滞之证尤为相宜。

②血瘀心痛，脘腹疼痛，癥瘕积聚，跌打损伤，风湿痹证。本品善能通行血脉，祛瘀止痛，广泛应用于各种瘀血病证。

③疮痈肿毒。本品性寒，既能凉血活血，又能清热消痈。

④热病烦躁神昏，心悸失眠。本品入心经，既可清热凉血，又可除烦安神，既能活血又能养血以安神定志。

（2）现代功效

①改善心脑血管。服用丹参能够增强心肌收缩力，从而改善心脏功能，扩张血管使血流增加，有助于防治动脉硬化。

②活血化瘀丹参。本身是一种活血化瘀的中药材，可以用于多种瘀血类疾病的治疗，特别是女性出现痛经和闭经以及产后腹痛等不良症状时，可以服用丹参进行治疗。

③延缓衰老。丹参含有生物活性物质，一方面可以提高机体细胞活性，另一方面可以清除体内多余的自由基，以免自由基过氧化，从而达到延缓衰老的效果。

2. 红花（图2-94）

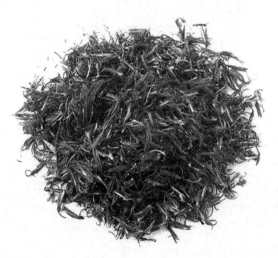

图2-94 红花

（1）中医功效

活血通经，散瘀止痛。主要用于血滞经闭、痛经，产后瘀滞腹痛，癥瘕积聚，胸痹心痛，血瘀腹痛，胁痛，跌打损伤，瘀滞肿痛，瘀滞斑疹色暗。

（2）现代功效

①对代谢系统的影响。红花能降低血清总胆固醇、三油甘脂水平。

②对肝胆系统的影响。红花能降低谷丙转氨酶，改善肝功能。

③对生殖器官的影响。红花煎剂对子宫和肠道平滑肌有兴奋作用，抗盆腔粘连。

④其他。红花醇提物和水提物有抗炎作用，红花黄色素有免疫抑制作用。

3．桃仁（图 2-95）

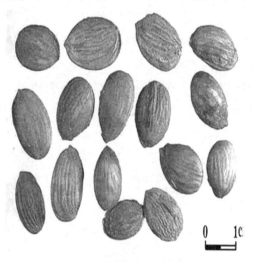

图 2-95　桃仁

（1）中医功效

活血祛瘀，润肠通便，止咳平喘。用于经闭痛经，癥瘕痞块，肺痈肠痈，跌扑损伤，肠燥便秘，咳嗽气喘。

（2）现代功效

①补充营养。桃仁中所含的营养物质比较丰富，比如含有大量 B 族维生素、钙元素、蛋白质等营养物质。适量吃可以为人体提供所需的多种营养物质，对身体有一定好处。

②促进胃肠道蠕动。桃仁中还含有丰富的油脂，适量吃有助于促进胃肠道蠕动，对预防和缓解便秘也有一定帮助。

③止咳平喘。桃仁可入心、肝经，具有止咳平喘的功效。对于支气管炎或肺炎引起的呼吸不畅、咳嗽等症状，也有一定的辅助调理作用。

4. 益母草（图 2-96）

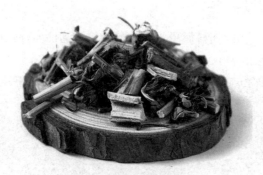

图 2-96　益母草

（1）中医功效

活血调经，利尿消肿，清热解毒。用于月经不调，痛经经闭，恶露不尽，水肿尿少，疮疡肿毒。

（2）现代功效

①益母草具有抗血小板凝集的作用。益母草这种药材的药用价值是非常高的，并且药用作用也是比较多的。首先益母草就是具有非常不错的抗血小板聚集、凝集的作用。益母草对血小板内 cAMP、cGMP，动脉壁前列环素 PGI2 活性影响，显着抑制由 ADP 诱导的血小板聚集，抑制率为 32%，对动脉壁 PGI2 样物质活性无影响，抑制率为 0.6%，其作用机制可能是益母草具有抑制磷酸二酯酶活性，或通过激素起作用。

②益母草具有促进呼吸中枢健康的作用。益母草这种药材具有非常不错的促进呼吸中枢健康的作用，尤其是对于促进人体的神经中枢的健康更是非常的有帮助的。益母草有直接兴奋作用，麻醉静脉注射益母草碱后，呼吸频率及振幅均呈显着增加，但在大剂量时，呼吸则由兴奋转入抑制，且变为微弱而不规则。在切断两侧述走神经后，仍不呼吸兴奋作用。

③益母草具有营养心肌的作用。益母草有强心、增加冠脉流量和心肌营养血流量的作用。益母草对实验性心肌缺血、心肌梗死或心律失常等动物模型均有不同程度的对抗作用。益母草对心肌缺血有改善或恢复缺血性心电图、增加冠脉流量、改善微循环、减慢心率等作用、益母草制剂对垂体后叶素诱发的兔心肌缺血及冠状动脉结扎引起的犬心肌梗死，能使其病变程度减轻、梗死范围减小，心肌超微结构得到保护。

（三）活血疗伤代表药

凡以活血疗伤，治疗伤科疾患为主的药物，称为活血疗伤药。

1. 自然铜（图2-97）

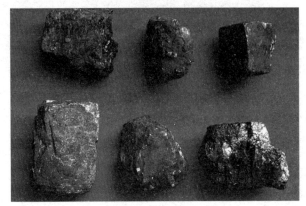

图 2-97　自然铜

（1）中医功效

散瘀止痛，续筋接骨。用于跌打损伤，筋骨折伤，瘀肿疼痛。

（2）现代功效

①可以有效的治疗心绞痛，可以将其研成粉末，调醋服用。

②用于治疗项下皮肤有气的患者，将其烧成烟气吸入。

③适当的用于骨折的患者，但是如果已经接好骨之后是不建议长期服用的。

④有效地治疗暑湿瘫痪的患者，瘫痪快好之后可以停止服药。

⑤也有一定的抑郁细菌作用。

2. 骨碎补（图2-98）

（1）中医功效

①跌打损伤或创伤，筋骨损伤，瘀滞肿痛。本品能活血散瘀、消肿止痛、续筋接骨。以其入肾治骨，能治骨伤碎而得名，为伤科要药。

②肾虚腰痛脚弱，耳鸣耳聋，牙痛，久泄。本品苦温入肾，能温补肾阳，强筋健骨，可治肾虚之证。

③本品还可用于斑秃、白癜风等病证的治疗。

（2）现代功效

①促进骨骼生长。本药能促进骨对钙的吸收，提高血钙和血磷水平，有利于骨钙化和骨盐形成。

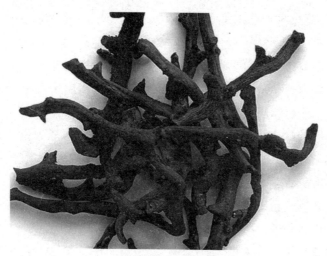

图 2-98 骨碎补

②抗药毒。本药补水煎剂对卡那霉素和链霉素所致的毒副反应有明显的解毒功效，可减轻卡那霉素对耳蜗的毒性作用，对药物的耳毒性有一定的预防作用，保护肾脏，可减少卡那霉素对肾脏的损害。

③降血脂、抗血栓和强心。骨碎补多糖酸盐、甾体内酯和双氢黄酮苷均有降低血清胆固醇的作用。尤以多糖酸盐的作用更为突出。

3．儿茶（图 2-99）

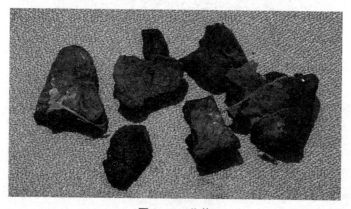

图 2-99 儿茶

（1）中医功效

属于活血疗伤药，具有活血止痛，止血生肌，收湿敛疮，清肺化痰的功效。

（2）现代功效

①儿茶具有治疗肺结核的作用。治疗肺结核或者咳嗽带血，可以用儿茶 30g

加 24g 明矾研磨成细粉，每次取 0.2g 直接口服，治疗一个周期后能使咳嗽带血、肺结核的症状明显有改善。

②儿茶具有治疗口疮和湿疹的作用。原因是儿茶具有消炎和杀菌的作用，所以对口疮和湿疹都有一定的治疗作用，需要注意的是治疗湿疹时需取儿茶和龙骨各 1 钱，冰片一钱研磨成粉末，涂在患处即可。

③儿茶具有治疗人体扁桃体发炎的作用。治疗需要准备儿茶和柿霜各三钱，冰片和枯矾各二分，一起研磨成粉末状，再加入甘油即可，直接涂抹发炎的地方，每天换一次药。

④儿茶具有快速止血的作用。人们如果出现便血、尿血或者其他外伤出血的症状，可以选用儿茶进行治疗，止血效果快速显著。

⑤儿茶具有止痛，清热化痰的作用。儿茶属于性质含量的中药材，平时入药后能用于人类的痰多咳嗽，口渴烦躁之症，消肿止痛，生津解渴，具有很强大的功效。

⑥儿茶具有治疗人体胃肠溃疡的作用。它能够改善人体肠胃道功能，消炎止痛，改善胃肠溃疡的症状。

4. 血竭（图 2-100）

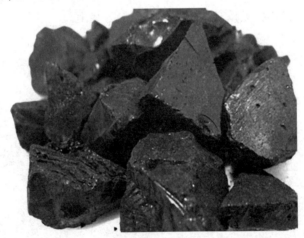

图 2-100　血竭

（1）中医功效

①跌打损伤，瘀滞心腹疼痛。本品入血分而散瘀止痛，为伤科及其他瘀滞痛证要药。

②外伤出血。本品既能散瘀，又能止血，止血不留瘀，适用于瘀血阻滞、血

不归经之出血病证，如外伤出血、血痔肠风等。

③疮疡不敛。本品外用，有敛疮生肌之功。

（2）现代功效

①治疗跌打损伤。如果外力导致人体的皮肤、筋骨、脏腑等出现损伤，可导致体内出现瘀血、疼痛等，通过血竭的化瘀止血、活血止痛等功效，可以治疗跌打损伤导致的淤血、肿胀、疼痛等情况。

②治疗外伤出血。当外伤导致患者出现流血现象时，外敷血竭制品能够起到一定的止血作用。

③其他作用。血竭可以配合其他药物治疗心绞痛、冠心病、急性心梗患者的瘀血问题，进而可减轻其疼痛等不适症状。另外，对于出现痛经、便血等情况的患者，也可以遵医嘱使用血竭改善症状。

（三）破血消癥代表药

1. 莪术（图 2-101）

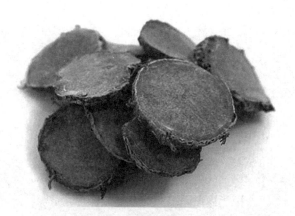

图 2-101 莪术

（1）中医功效

行气破血，消积止痛。用于血气心痛，饮食积滞，脘腹胀痛，血滞经闭，痛经，癥瘕痞块，跌打损伤。

（2）现代功效

①行气破血。莪术具有很不错的行气破血功效，此外莪术还起到很好的止痛消肿的作用。当人们出现肚子胀气或闭经、痛经的情况时，不妨服用一些莪术来调理，能有效帮助人们缓解不适的症状。

②预防癌症。莪术是功效出色的抗癌药物，它含有的莪术醇和莪术酮等物质都是天然的抗癌成分，它们不但能防止癌细胞生成，还能抑制人体内致癌物质的产生。另外，莪术还可以提高人体免疫力，能增加人类身体的抗病能力，能从根源上预防癌症发生。

③促进消化。促进消化是莪术较为重要的作用之一。当人们适量的服用莪术，就能增多人体内的消化液，从而有效地促进消化，甚至缓解因消化不良而引起的腹部胀痛。

③保护肝肾。莪术对人类的肝肾还有明显的保护作用，它可以减少药物对人类肝脏的伤害，也能修复损的肝细胞，提高肝脏解毒能力并且可以维持转氨酶的稳定。另外，莪术还能提高肾功能，预防肾衰竭，也能减少肾炎与身体水肿等多种不良症状发生。

⑤预防血栓。莪术具有很强的抗凝血作用，当人们服用莪术不仅能提高血液中血小板的活性，还能加快血液循环抑制血小板凝结，从而也就降低了血栓的生成机率，这对维持心血管健康有很大的好处。

2．三棱（图2-102）

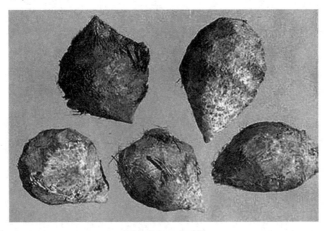

图2-102　三棱

（1）中医功效

破血行气，消积止痛。所治病证与莪术基本相同，常相须为用。然三棱偏于破血，莪术偏于破气。

（2）现代功效

①化瘀通络。祛淤通经就是驱除体内淤积，通筋活络的功效。气行不畅会导致出现淤血，头发容易脱落，皮肤变得暗沉。对体内长期淤积不问都有可能导致

肝脏、肾功能下降。三棱具有祛淤通经的功效，尤其适合体内淤血的病人，还可以搭配其它药材或火疗祛除淤血。

②减轻痛经。痛经是最常见的妇科疾病之一，导致痛经的原因主要有遗传、饮食不当、受寒等。出现痛经症状的患者，服用三棱也能起到很好的效果。不过，单靠一种药要达到良好的疗效还不容易，所以在日常生活中，要做到以下几点：经期不能吃凉性食物，否则会导致病情加重。

③防止血栓。三棱是一种抗血栓的中药材，可以使人体血浆中的纤溶物活性增加，减少纤维蛋白原的数量，另外在日常生活中服用三棱也可以提高血小板活性，从根本上预防血栓形成。在日常生活中，心血管功能退化的人最好选择服用。

④宫颈癌防治。宫颈癌是妇科最常见的恶性肿瘤，一般在 30～55 岁之间比较容易发病，但是现在宫颈癌的发病率也比较年轻。三棱对预防宫颈癌有很好的效果，尤其适合女性使用。

⑤增强免疫。三棱能增强机体的吞噬能力，促进免疫细胞的再生。三棱内还有很多抗病毒物质，可以消除身体炎症，也可以防止细胞癌变，对高发病率癌症有预防作用。

3．水蛭（图 2-103）

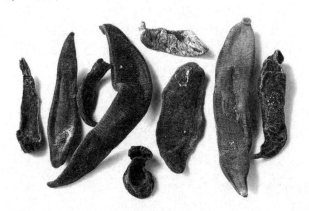

图 2-103　水蛭

（1）中医功效

为破血通经、逐瘀消癥、破血逐瘀等。

（2）现代功效

①抗炎。生水蛭对小鼠被诱发的实验性炎症有显著的抑制作用，并能减轻小鼠腹腔毛细胞血管通透性。

②终止妊娠作用。宽体金线蛭对小鼠早、中、晚期妊娠均有终止作用。用水蛭煎剂 2.5～3g/kg，于妊娠第一、第六或第十日，皮下注射上述剂量 2 次，对小鼠有极显著的终止妊娠作用。

③对实验性脑血肿与皮下血肿的影响。

4．斑蝥（图 2-104）

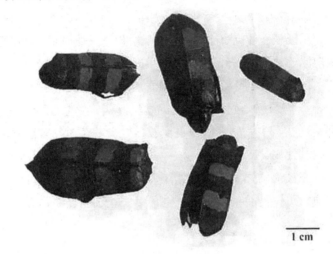

1 cm

图 2-104　斑蝥

（1）中医功效

①消肿止痛。斑蝥能够起到比较好的消肿止痛效果，通常情况下可以应用于肿瘤的治疗，可以用于减轻肿瘤所引起的疼痛感，缩小肿瘤。

②破血逐瘀。斑蝥能够发挥比较好破血逐瘀，可以发挥消炎抗病毒等功效，用于增强自身的抵抗能力。

③攻毒蚀疮。斑蝥具有攻毒蚀疮效果，可以促进身体里面的毒素排出体外，对于疱疹病毒、脊髓灰质炎病毒能够起到明显抑制作用。

（2）现代功效

①斑蝥素有抗癌作用，尤其对小鼠腹水型肝癌及网状细胞肉瘤有抑制作用，它能抑制癌细胞蛋白质的合成，从而抑制其生长分化。斑蝥素的各种衍生物能刺激骨髓而有升高白细胞的作用；斑蝥素还有免疫增强作用、抗病毒、抗菌作用以及促雌激素样作用。斑蝥丹灸对家兔实验踝关节炎有明显消肿作用。此外，斑蝥素可刺激人和动物皮肤发红起泡。

②不良反应。斑蝥素的毒性最大，斑蝥酸钠次之，羟基斑蝥胺和甲基斑蝥胺的毒性很小。急慢性毒性研究结果表明，肾脏对斑蝥素的敏感性很高，无论灌胃

或腹腔注射给药，均可引起肾脏功能障碍。犬和小鼠还可以发生肝细胞浊肿、坏死及脂肪变，心肌浊肿及肺瘀血等。

③正常人口服斑蝥的中毒剂量为 0.6g，致死量为 1.3～3g。中毒表现为消化道、泌尿系统及中枢神经系统症状，如口腔烧灼感、口渴、吞咽困难、舌肿胀起跑、气喘、多涎、恶心、呕吐、胃出血、肠绞痛，尿急、尿频、蛋白尿、管型、血尿、排尿困难以及头痛、头晕、高热、休克等。斑蝥素对人的致死量为 30mg。

十三、化痰止咳平喘药

包括化痰药和止咳平喘药。凡以祛痰或消痰为主的药物称为化痰药，能缓和或制止咳嗽喘息的药物称止咳平喘药。

适用范围：化痰药主要用于痰多咳嗽、咯痰不爽以及与痰有关的如瘿瘤瘰疬等证。止咳平喘药主要用于治疗症见咳嗽、气喘的多种疾患。

（一）化痰代表药

1. 天南星（图 2-105）

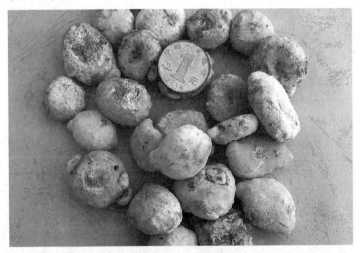

图 2-105 天南星

（1）中医功效

①燥湿化痰。天南星味辛、性温，归肺经，可以燥湿化痰，常用来治疗儿童痰热等。天南星、川乌各等分，同莲须、葱白捣烂作饼，贴太阳穴，能够治头痛。

②消肿散结。天南星可以消肿散结，外用治疗疔疮肿毒、毒蛇咬伤、灭蝇蛆等。生天南星末用醋调敷于患处，可以治疗瘿瘤。

③祛风定惊。天南星可以祛风定惊，主治面神经麻痹、半身不遂、小儿惊风、破伤风、癫痫等。

（2）现代功效

①镇咳。天南星是比较常见的一种中药，通常情况下能起到比较好的镇咳效果，可以应用于咳嗽咳痰的治疗，对于痰热咳嗽等症状能起到比较好的治疗效果，同时还能应用于改善唇干口干等症状。

②镇痛。天南星里面含有止痛类的成分，能起到比较好的镇痛效果。

③抗惊厥。天南星主含多种生物碱和环二肽类化合物成分，能起到比较好的抗惊厥效果，通常适用于惊厥所产生的临床症状。

④抗氧化。天南星里面含有多种氨基酸以及微量元素能起到比较好的抗氧化效果，可以抗脂质过氧化的作用，通常有利于心脏的健康，对于抑制心脏以及心律失常都有一定的作用。

⑤抗肿瘤。天南星具有抗肿瘤的功效，天南星里有凝集红细胞和抑制 Hela 细胞生长作用，通常对于肿瘤疾病也能起到辅助的治疗效果。

⑥祛风止痉。天南星具有祛风止痉的功效，通常情况下可以应用于风痰，眩晕以及半身不遂和破伤风的治疗。

2. 半夏（图 2-106）

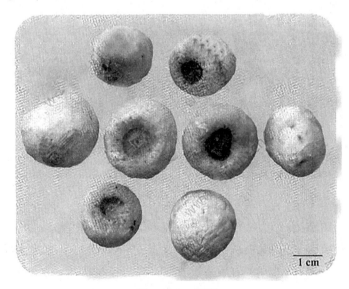

1 cm

图 2-106 半夏

（1）中医功效

①镇咳祛痰。半夏具有镇咳祛痰的功效，其中生半夏、姜半夏和法半夏具有镇咳作用。而生半夏和清半夏的乙醇提取物有一定的祛痰作用，适用于咳嗽患者食用。

②降逆止呕。半夏具有降逆止呕的功效，可用来治疗呕吐反胃、胸脘痞闷等症。

（2）现代功效

①抗溃疡。半夏水煎液能减少胃液分泌，降低胃液游离酸度和总酸度，抑制胃蛋白酶活性，保护胃黏膜，促进胃黏膜的修复，具有抗应激性溃疡的作用。

②增强肝功能。半夏能促进胆汁分泌，能使皮质酮上升，增强皮质酮对肝脏内络氨酸转氨酶的诱导作用，升高肝脏内络氨酸转氨酶的活性。

3．白芥子（图 2-107）

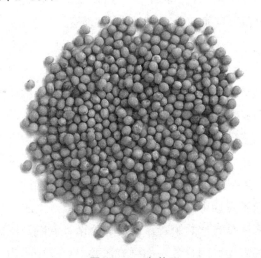

图 2-107　白芥子

（1）中医功效

①主要用于寒痰喘咳，悬饮，阴疽流注，肢体麻木，关节肿痛。

②西医诊为急慢性支气管炎、支气管哮喘、渗出性胸膜炎、结核性胸膜炎、感冒、急慢性鼻炎属于寒痰停饮者，风湿性关节炎、化脓性骨髓炎、淋巴结肿大等属于痰湿阻滞者。

（2）现代功效

白芥子具有调节血压的作用，也具有杀菌的作用，还具有抗血脂的作用。

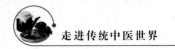

4. 桔梗（图 2-108）

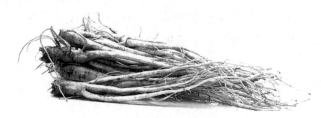

图 2-108　桔梗

（1）中医功效

①咳嗽痰多，胸闷不畅。本品辛散苦泄，开宣肺气，祛痰利气，无论寒热皆可应用。

②咽喉肿痛，失音。本品能宣肺泄邪以利咽开音。

③肺痈吐脓。本品性散上行，能利肺气以排壅肺之脓痰。

④本品又可宣开肺气而通二便，用治癃闭、便秘。

（2）现代功效

①高血糖的预防。桔梗含有天然降糖成分，可抑制人体血糖升高，调节人体内分泌，加速体内胰岛素的生成，保持血糖稳定，同时也能让血糖过高下降，对于高危人群的糖尿病有很好的预防效果。桔梗里面含有大量的微量钾，可以加速内钠盐的代谢，可以稳定血压，对心血管病变也有一定的预防作用。

②消炎消毒。桔梗中富含皂甙，可清除人体内各种敏感菌及致病菌，同时可预防人类口腔炎症和咽喉肿痛；此外，桔梗还可修复受损的胃肠粘膜，可降低胃炎、胃溃疡、十二指肠溃疡等疾病的发病率，使人体抗炎能力明显增强。

③利咽开音。桔梗具有清热解毒、消炎、杀菌、利咽开阴的功效，对人的咽喉肿痛、声音嘶哑等有很好的疗效，如果有需要，可单用来泡水喝，也可将其与中药材，如甘草、牛蒡子等中药材一起煎汤服用，可使病人不适症状迅速缓解。

④桔梗还具有抗病毒的作用，它可以抑制多种病毒的活性，防止它们对人体细胞有伤害，经常服用可以预防许多病毒性疾病的发生。

（二）止咳平喘代表药

1. 苦杏仁（图 2-109）

（1）中医功效

止咳平喘，润肠通便。主要用于咳嗽气喘、肠燥便秘等。

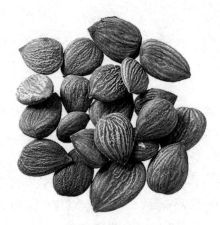

图 2-109　苦杏仁

（2）现代功效

①止咳平喘。苦杏仁中含有苦杏仁苷，被肠道微生物酶分解后会产生氢氰酸、苯甲醛等，抑制呼吸中枢，达到止咳平喘的作用。

②润肠通便。苦杏仁中富含脂肪油，可增加黏膜的润滑作用，所以适量食用苦杏仁可润肠通便。

③止痛。苦杏仁苷分解后会生成安息香，具有镇痛作用。癌症患者发展到晚期感觉疼痛难忍时，适量吃一些苦杏仁，有可能会代替止痛药减轻疼痛感。

④防癌抗癌。食用苦杏仁为身体补充苦杏仁苷，可在体内产生透明样黏蛋白膜，可杀死吞噬癌细胞，对正常细胞没有太大的影响。

⑤降糖降脂。苦杏仁还有降糖降脂的作用，糖尿病、高血脂症患者可适量吃苦杏仁。

2. 百部（图 2-110）

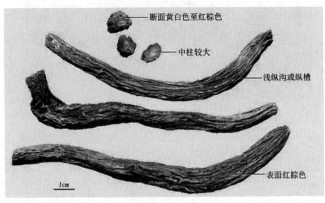

断面黄白色至红棕色

中柱较大

浅纵沟或纵槽

表面红棕色

1cm

图 2-110　百部

（1）中医功效

润肺止咳，杀虫灭虱。主要用于新久咳嗽，百日咳，肺痨咳嗽，蛲虫、阴道滴虫，头虱及疥癣等。

（2）现代功效

①抗菌。百部所含的抗菌效果最明显，其主要成分是抑制肺炎球菌、乙型溶血性链球菌、脑膜炎球菌、痢疾杆菌、伤寒杆菌、霍乱弧菌等细菌的有效成分，因此对细菌性疾病也有一定的治疗效果。

②止咳。百部中含有多种生物碱，具有抗咳功效，可对抗组胺所致的器官痉挛，同时可降低呼吸中枢的兴奋性，从而抑制咳嗽，从而达到止咳的目的。

③舒缓平滑肌。生百部具有解痉的功效，使体内的平滑肌放松，使其煎制后得到的药液中含有大量生物碱，它可使气管中的平滑肌松弛，可防止气管痉挛，可使人的呼吸更加畅通，对保持呼吸道健康大有裨益。

④杀虫剂的作用。生百部可杀灭蚊蝇，对于蚊蝇幼虫、头虱、衣虱等害虫，有很好的杀灭效果，疥癣患者还可用生百部进行治疗，煎汤后清洗患处，使症状尽快好转。

3. 紫菀（图 2-111）

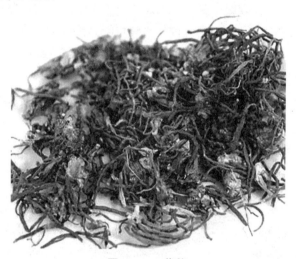

图 2-111　紫菀

（1）中医功效

润肺化痰止咳。主要用于咳嗽有痰、肺痈、胸痹及小便不通等。

（2）现代功效

①抗菌性消炎。紫菀是一种具有抗菌消炎作用的中药材，对人体内金黄色葡

萄球菌、大肠杆菌、伤寒杆菌、皮肤等有明显的抑制作用，能降低细菌对人体组织细胞的损害，平时多用在治疗人体炎症和病毒性疾病方面。

②止血。紫菀入药后会有很好的止血效果，尤其是当人们出现咳血、吐血等不良症状时，可以直接使用紫菀进行治疗，治疗时要将紫菀与茜根按一比一的比例准备好，然后将其研成细粉，加蜂蜜调成药丸，直接放在嘴里含化服用。

③润燥通便。紫菀入药后对人的习惯性便秘也有很好的疗效，它可以缓解肠燥通利大便，在日常生活中需要治疗的时候，可以将中药紫菀和苦杏仁以及当归等中药材一起服用，能够使人们习惯性便秘的症状迅速得到缓解。

4. 白果（图 2-112）

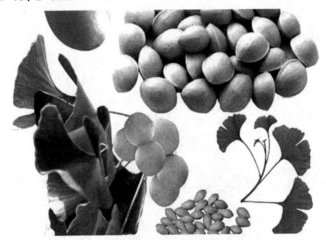

图 2-112　白果

（1）中医功效

敛肺定喘，止带缩尿。主要用于哮喘痰嗽，带下，白浊、尿频，遗尿等。

（2）现代功效

①抑菌杀菌。白果中含有的白果酸、白果酚，有抑菌和杀菌作用，可用于治疗呼吸道感染性疾病。

②降低血清胆固醇，扩张冠状动脉。银杏叶中含有白果双黄酮、异白果双黄酮等，可用于治疗高血压及冠心病、心绞痛和血清胆固醇过高等病症。

③白果外种皮中所含的白果酸及白果酚等，有抗结核杆菌的作用；白果所含成分对结核杆菌有很强的抑制作用，可用于治疗肺结核。

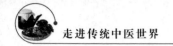

十四、安神药

凡以宁心安神为主要功效，用于心神不安病证的方药称为安神药。

适用范围：主要用于治疗心火亢盛、惊则气乱、痰热扰心或心脾两虚、肝郁化火、阴血不足、心肾不交等原因所引起的心悸怔忡、心神不宁、癫狂、失眠多梦及惊风等病证。

（一）重镇安神代表药

1. 朱砂（图 1-113）

（1）中医功效

镇惊安神、清热解毒。

（2）现代功效

①清热解毒。朱砂有较好的清热解毒作用，常用于治疗痈疮、咽喉肿痛、口腔溃疡等病症。

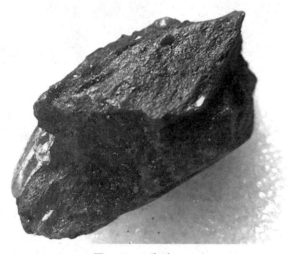

图 2-113　朱砂

②安神平肝。朱砂可安神平肝，有助于缓解焦虑、烦躁、失眠等症状，对于提高睡眠质量也有一定的作用。

③止血止痛。朱砂有较强的止血止痛作用，常用于治疗各种出血、疼痛、痉挛等症状，如头痛、牙痛、腹痛等。

④祛痰止咳。朱砂能够化痰止咳，有助于缓解咳嗽、喉咙疼痛、气喘等症状。

⑤消肿消炎。朱砂能够消肿消炎，对于皮肤瘙痒、湿疹、红肿等症状也有一定的缓解作用。

⑥杀菌消毒。朱砂对于多种细菌、真菌和病毒有一定的杀菌消毒作用，可以保护身体免受该些病原体的侵害。

2．龙骨（图 2-114）

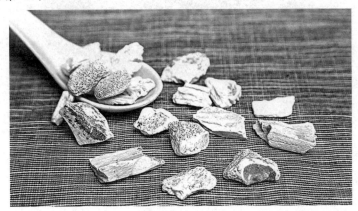

图 2-114 龙骨

（1）中医功效

①镇静安神。龙骨使用期间可以起到镇静安神的功效，有利于改善身体出现的心神不宁和失眠多梦，可以改善身体出现入睡困难等不良的症状，起到良好的镇静改善效果。

②平肝。龙骨可以起到平肝的功效，使用期间有改善身体肝阳上亢的作用，有利于缓解身体出现的头晕头痛和面红耳赤，还有利于缓解身体出现的腰膝酸软和舌苔发红以及易怒等多种的不良症状，达到良好的缓解作用。

③收敛。龙骨良好的收敛作用，有利于改善患者身体出现肌表不固和自汗盗汗，有利于改善患者肾气不固引起的遗精和尿频等多种的不良症状。

（2）现代功效

①对中枢神经系统的影响。有镇静、催眠和抗惊厥作用，并可抑制骨骼肌的兴奋性其抗惊厥作用与铜、锰元素的含量有关。

②对血液系统的影响。龙骨含有大量钙离子，故能促进血液凝固，降低血管通透性。

龙骨的副作用：临床上遵医嘱使用龙骨的一般是比较安全的，不会出现显著的副作用。不过，龙骨的收敛作用较强，湿热积滞者不宜服用，以免加重原有病情。

3．琥珀（图 2-115）

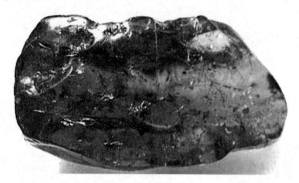

图 2-115　琥珀

（1）中医功效

镇惊安神，活血散瘀，利尿通淋。主要用于心神不宁，心悸失眠，惊风，癫痫，痛经经闭，心腹刺痛，癥瘕积聚，淋证，癃闭。

（2）现代功效

①治疗兴奋导致的失眠、惊悸、惊风、癫痫等，这些神经系统的疾病。

②治疗女性的淤血、经闭、痛经，还有产后的疼痛，还有瘕积聚，就是像子宫肌瘤、卵巢囊肿等一类的疾病。

③还有就是治疗尿血，还有泌尿系感染这些疾病。

④同时它还能治疗一些视物模糊、视力下降等眼科的方面的疾病。

（二）养心安神代表药

1．远志（图 2-116）

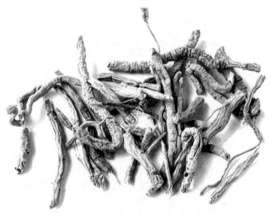

图 2-116　远志

（1）中医功效

安神益智，祛痰开窍，消散痈肿。主要用于失眠、多梦、心悸、怔忡、健忘、癫痫、惊狂、咳嗽痰多、痈疽疮毒、乳房肿痛及喉痹等。

（2）现代功效

①帮助消化。远志具有帮助消化的功效与作用，消化不良的时候，就可以利用远志，帮助消化的功效来进行缓解。远志可以促进胃液的生成，消化掉积压在胃部的食物。胃口不好的时候，也可以通过远志，来改善自己食物不振的症状。

②提高抵抗力。远志具有提高抵抗力的功效与作用，远志里面抗氧化剂含量比较多，这种成分，可以帮助身体抗御自由基。当组织自由基，损害身体的时候，就可以使用远志来进行抗御，所以说远志具有，提高抵抗力的功效与作用。

③治疗失眠多梦。远志还具有治疗失眠、多梦的功效与作用，因为远志里面含有，同巴比妥类药物比较相近的成分。当睡眠质量比较差，经常失眠，或者一晚上会做很多梦的时候，就可以服用远志来进行治疗。可以把远志磨成粉末，然后泡水服下，可以有效的提高睡眠质量。

④止咳祛痰。远志还具有止咳祛痰的功效与作用，当咳嗽痰多的时候，可以使用远志来进行祛痰。因为远志连的含有皂苷成分，这种成分可以刺激胃粘膜，然后通过反射性，让支气管的分泌液变多，从而起到止咳祛痰的效果。

2. 酸枣仁（图 2-117）

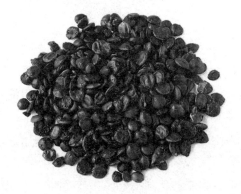

图 2-117　酸枣仁

（1）中医功效

①养肝宁心。酸枣仁有安神敛汗、养肝宁心的功效，主要用于神经衰弱、心烦失眠、多梦等症状。三高、肾功能不全、极度疲劳乏力、三高人群不能使用。

②生津止渴。酸枣仁因为口味较酸、富含维 C，其有收敛的作用，对于经常出汗或者口干舌燥的人，多食用有很好的效果。

③滋阴补肾。对于更年期综合征、夜寐不安、面色潮红、耳鸣头晕等患者，具有补肝肾、养心安神的作用。

孕妇、手术后、有外伤史的女性不宜吃，肝火旺盛、湿热严重的女性同样不能吃。

（2）现代功效

现代研究还表明，酸枣仁有镇静催眠、镇痛抗惊、抗心律失常和抗心肌缺血；降压；降血脂等作用。

3．柏子仁（图 2-118）

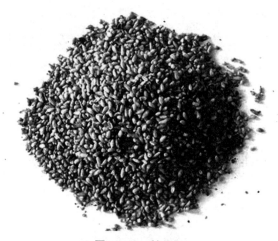

图 2-118　柏子仁

（1）中医功效

①润肠通便。作为一种比较常见的中成药，使用以后能够归大肠，达到润肠通便的效果，可以缓解便秘的症状。

②养心安神。适当使用一些能够达到养心安神的作用，可以改善神经衰弱所引起的失眠多梦症。

③止汗。适当使用一些能够达到很好的止汗效果，可以改善阴虚盗汗症状。

（2）现代功效

①帮助睡眠。柏子仁主要含有柏木醇和双萜类成分，可以起到养心安神的功效。药理研究已经发现了柏子仁可以延长机体的深睡眠时间，让人体快速地进入睡眠的状态，在睡眠质量上可以得到很大程度的提升。

②润肠通便。柏子仁含有脂肪油，该物质可以对肠道起到润滑的作用，非常适合发生便秘的人群食用。

③肠胃保健对肠胃有保健作用。

十五、平肝熄风药

是指具有平肝潜阳、平息肝风功效的药物。

适用范围：平肝息风药主要适用于肝阳上亢之头晕目眩、肝风内动、癫痫抽搐、小儿惊风、破伤风等证。

（一）平抑肝阳代表药

1. 珍珠母（图 2-119）

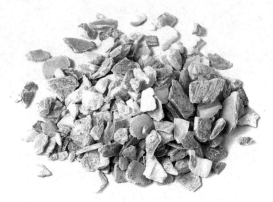

图 2-119　珍珠母

（1）中医功效

平肝潜阳，清肝明目，镇心安神。主要用于肝阳上亢、头晕目眩、目赤肿痛、视物昏花、惊悸失眠、心神不宁、癫痫、惊风抽搐、吐血、衄血；外用于湿疮瘙痒、疮疡久不收口、口疮等。煅后研末吞服，治疗胃酸过多、胃脘疼痛。

（2）现代功效

①补钙壮骨。珍珠母中含有丰富的钙质，它里面的钙质可以让人体更好的吸收和利用。服用珍珠母后，一般人可以起到很好的补钙效果。能有效防止骨骼钙质的流失，还能有效提高骨骼密度，促进骨骼更好的发育。而且有些患者在服用珍珠母后，更能减少骨质疏松和骨骼关节等疾病的出现。

②防过敏。有些病人有过敏的症状，不妨在这个时候适当服用珍珠母，以缓解过敏。由于珍珠母抗过敏能力比较强，其中含有大量的盐酸硫酸水解物，可以

让人体很快吸收和利用。与此同时，他也能转化为人体中的一层抵抗外界刺激的保护层，能有效地减少过敏症的发作。

③保肝脏健康。肝的健康对身体很重要，只有好的肝脏才能让体内的毒素更好的排出体外。珍珠母中富含磷酸钙和角质蛋白，能有效保护人体肝脏，减少毒素对肝脏的伤害。

2．石决明（图2-120）

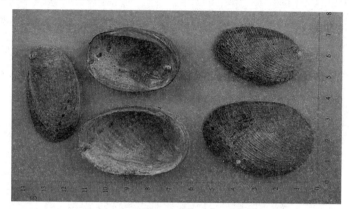

图2-120　石决明

（1）中医功效

①平肝清热。石决明具有平肝清热的功效和功效，石决明咸寒清热，质重潜阳，专入肝经，并具有清肝阳、清肝热之功，为平肝潜阳重镇之要药。

常见的疾病有：肝阳上亢、头晕目眩等，此外，还可以用来治疗肝肾阴虚等疾病。

②明目去翳。石决明具有明目去翳的功效和功效，因为肝开窍于目，肝火内盛，而石决明常用于目赤肿痛，因其咸寒清热，质重潜阳，专入肝经，有平肝清热之功，所以石决明常用于目赤肿痛、眼障、视物昏花等疾病。

（2）现代功效

①钙的补充。石决明有补钙的功效和功效，石决明碳酸钙含量非常高，其重量占80%，而做中药时常常要熬很长时间，药液中还会溶解大量的钙离子，喝水有很好的补钙作用，可以起到防治骨质疏松的作用。

②石决明具有止血的功效，平时要注意多喝水。

③灭菌消炎。石决明具有杀菌消炎的功效和功效，石决明水解液中含有一定量的胆素，对金黄色葡萄球菌、大肠杆菌、绿浓杆菌等均有强烈的抑制作用

3. 牡蛎（图 2-121）

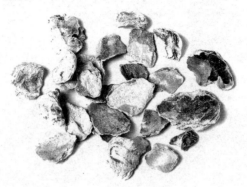

图 2-121 牡蛎

（1）中医功效

①主要用于治疗心神不安，惊悸失眠。

②肝阳上亢，头目眩晕痰核。

③瘿瘤，瘰疬，癥瘕积聚。

④自汗、盗汗、遗精、滑精、遗尿、尿频、崩漏、带下等滑脱诸证。

（2）现代功效

①牡蛎含 18 种氨基酸、肝糖元、B 族维生素、牛磺酸和钙、磷、铁、锌等营养成分，对身体有滋补强壮作用，常吃可以提高机体免疫力。

②牡蛎所含的糖元可以提高肝功能，恢复疲劳，增强体力。而且其所含有的牛磺酸可以促进胆汁分泌，排除堆积在肝脏中的中性脂肪，提高肝脏的解毒作用。

③牡蛎中所含的多种维生素与矿物质特别是硒可以调节神经、稳定情绪。而且其中的牛磺酸与肝糖元可以帮助机体恢复疲劳。

（二）息风止痉代表药

1. 牛黄（图 2-122）

（1）中医功效

①热病神昏。本品性凉，其气芳香，入心经，能清心，祛痰，开窍醒神。

故用治温热病热入心包及中风，惊风，癫痫等痰热阻闭心窍所致神昏谵语，高热烦躁，口噤，舌蹇，痰涎壅塞等症。

②小儿惊风，癫痫。本品入心、肝二经，有清心，凉肝，息风止痉之功。

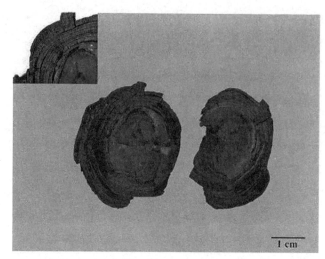

图 2-122　牛黄

常用治小儿急惊风之壮热，神昏，惊厥抽搐等症，治痰蒙清窍之癫痫发作，症见突然仆倒，昏不知人，口吐涎沫，四肢抽搐。

③口舌生疮，咽喉肿痛，牙痛，痈疽疔毒。本品性凉，为清热解毒之良药，用治火毒郁结之口舌生疮，咽喉肿痛，牙痛；咽喉肿痛，溃烂；痈疽，疔毒，疖肿等；亦可用治乳岩、横痃、痰核、流注、瘰疬、恶疮等证。

（3）现代功效

①清热解毒。牛黄能够清热解毒，特别是对于高热不退、喉咙肿痛、口腔溃疡、痈肿等症状有很好的缓解作用。

②消肿止痛。牛黄能够消肿止痛，对于疮痈、跌打损伤、蛇虫咬伤等症状有很好的治疗效果。

③安神定志。牛黄具有安神定志的作用，可以缓解心情焦虑、失眠等症状。

④改善皮肤。牛黄能够改善皮肤状况，对于痤疮、粉刺等皮肤问题有很好的治疗效果。

⑤健胃消食。牛黄对于胃肠功能不好的人也有很好的改善作用，可以健胃消食。

2. 钩藤（图 2-123）

（1）中医功效

清热平肝，息风止痉。主要用于肝风内动，惊痫抽搐；肝火上攻或肝阳上亢之头痛眩晕等；风热表证之头痛目赤，斑疹透发不畅等。

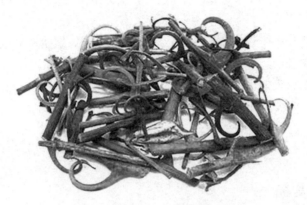

图 2-123 钩藤

（2）现代功效

①活血化瘀。钩藤具有活血化瘀功效，有利于血液循环，对因血液循环不畅，而引起的心肌缺血、大脑缺血等症状，有很好的缓解效果，同时也可预防血栓发生。

②镇静安神。钩藤中含有生物碱及镇静剂，可提高机体中枢神经功能，并有效抑制中枢神经过度兴奋，从而达到镇静安神效果，缓解焦虑、烦躁、压抑等不良情绪，同时也能降低癫痫发作的几率。

③抗菌消炎。钩藤具有抗菌消炎之效，能将人体内病菌、细菌等致病菌消灭掉，如沙门氏菌、葡萄球菌等，同时也能抑制多种病毒的活性，可预防机体被病毒或细菌感染。

3．天麻（图 2-124）

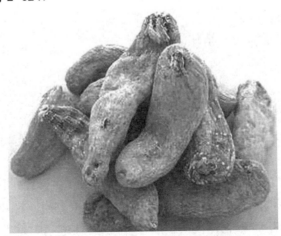

图 2-124 天麻古

（1）中医功效

具有息风止痉、平抑肝阳的功效，还有改善睡眠、缓解头痛的作用。

（2）现代功效

①改善睡眠。天麻可以缓解焦虑、抑郁等情绪，有助于改善睡眠质量。睡眠不好的人群可以遵医嘱服用。

②缓解头痛。天麻具有镇静和舒缓效果，能够缓解轻度的头痛、头晕等症状。

十六、开窍药

凡具有辛香走窜之性，以开窍醒神为主要功效的药物，称为开窍药。

适用范围：主要药物适应于温病热陷心包、痰浊蒙蔽清窍之神昏谵语，以及惊风、癫痫、中风等猝然昏厥、痉挛抽搐等症。

1. 麝香（图2-125）

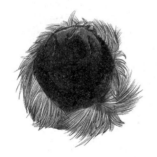
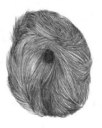

图 2-125　麝香

（1）中医功效

开窍醒神，活血通经，消肿止痛。

（2）现代功效

①活血止痛。麝香具有活血止痛的作用。对血瘀经闭、心腹暴痛、跌打损伤、风寒湿痹等疾病有一定的疗效。

如果同时服用木香、桃仁等药物，可以同时服用心腹暴痛的药物，如木香、桃仁等。

②开窍醒神。麝香能开窍醒神。对温病热陷心包、痰热蒙蔽心窍、小儿惊风、中风痰厥等热闭神昏，常与牛黄、冰片、朱砂等合用，效果较好。对中风卒昏、胸腹满痛等寒浊、痰湿阻闭气机的患者，常与苏合香、檀香、安息香等药物同时服用，效果很好。

③抗菌性消炎。麝香具有抗菌消炎作用。麝香对人体中的大肠埃希菌、肺炎球菌、葡萄球菌等多种致病菌均有明显的抑制和清除作用。并且可以预防和消除体内的各种炎症。另外，麝香对人的心脏中枢有显著作用，能加速心搏升高血压，使人的心脏收缩功能明显增强。

④癌症预防与治疗。麝香具有防癌、抗癌作用。由于麝香中含有一些水溶性蛋白，可以增加人体免疫细胞的数量，提高人体的免疫力。另外，麝香中所含的某些药物，对人体内癌细胞具有明显的杀伤作用，可以抑制癌细胞的再生。

2．冰片（图2-126）

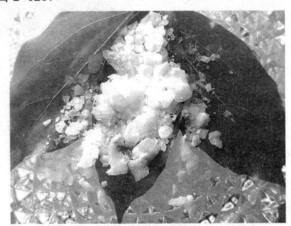

图2-126 冰片

（1）中医功效

①清热止痛。冰片性寒清热，能够起到一定的清热止痛效果，尤其适用于因上火而引起的咽喉肿痛、耳道流脓、口舌生疮等不良症状。

②去翳明目。冰片具有去翳明目之效，还能缓解目赤肿痛、眼部疲劳、眼睛干涩等不适症状，并降低白内障等眼部疾病发生的可能。

（2）现代功效

①止痛防腐。冰片对人体感觉神经末梢的刺激性相对较小，能在一定程度上起到止痛、温和以及防腐的作用。

②抗菌消炎。冰片具有抗菌消炎作用，可有效抑制因醋酸所造成的腹腔毛细血管透性增高等不良现象，也能降低皮肤表面伤口受到细菌、病毒等致病菌感染的可能性，同时还有利于伤口愈合。

③清热止痛。冰片性寒清热，能够起到一定的清热止痛效果，尤其适用于因上火而引起的咽喉肿痛、耳道流脓、口舌生疮等不良症状。

④去翳明目。冰片具有去翳明目之效，还能缓解目赤肿痛、眼部疲劳、眼睛干涩等不适症状，并降低白内障等眼部疾病发生的可能。

3. 石菖蒲（图2-127）

（1）中医功效

①开窍豁痰。石菖蒲辛散、苦燥、温通，善于化湿、豁痰、辟秽而开窍醒神，可治痰湿秽浊、邪蒙清窍所致的神志昏乱。

②醒神益智。石菖蒲入心经，开心窍，可以宁心安神、聪耳明目。

③化湿和胃。石菖蒲气味芳香，可以化湿醒脾和胃，治疗湿浊中阻、脘痞不饥时可与厚朴、苍术、砂仁配伍；治疗湿热毒盛、里急后重之噤口痢时常与石莲子、黄连、茯苓等配伍。

（2）现代功效

①促进消化。石菖蒲用于促进食物的消化和吸收，用于缓解消化不良以及腹痛

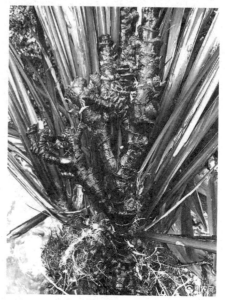

图2-127 石菖蒲

等症状，通常适合于消化不良以及食欲不振的人群，同时对于腹泻和痢疾也能起到比较好的作用。

②醒神通窍。石菖蒲具有醒神通窍的功效，石菖蒲里面含有挥发油类的成分，通常情况能辅助的治疗神智混乱以及癫痫等病症，需要遵照医生的嘱托正确的使用本品。

③促进血液循环。石菖蒲能应用于促进全身的血液循环，可以用于缓解和治疗老年动脉硬化以及脑梗塞和记忆力下降等临床的症状。

④益智安神。石菖蒲具有益智安神效果，能用于改善心神不宁的症状，同时能用于缓解耳聋耳鸣和嗜睡感。

4. 蟾酥（图2-128）

（1）中医功效

通窍醒神，祛毒，止疼。

（2）现代功效

①强心。蟾酥本身具有洋地黄样强心作用，能改善微循环，增加心肌供氧及增强心肌收缩能力，并能升高血压，兴奋呼吸中枢。其含有的蟾毒灵，有较强的

局部麻醉作用。

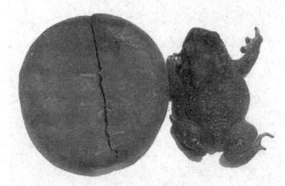

图 2-128 蟾酥

②对于中暑、急性胃肠炎、吐泻导致的昏厥等病症，也有很好的疗效。

③抗菌消炎。蟾酥注射液，对甲型溶血性链球菌、金黄色葡萄球菌、变形杆菌、绿脓杆菌、四联球菌、白色葡萄球菌、卡他球菌均有抑制作用。此外，蟾酥还有抗炎镇痛、镇咳祛痰等作用。

④抑癌。蟾酥中含有的内脂类物质，对多种癌细胞均有抑制作用。

十七、补虚药

是指温中补气，养血生津，滋阴润燥，补中益气的药物。

适用范围：适用于各种虚证，而虚证有气虚、阳虚、血虚、阴虚之别。主要适用病症：气虚证脾气血之食少便溏、神疲乏力、脱肛，以及肺气虚质少言懒语、久咳虚喘、易出血汗等；阳虚证肾阳不足之畏寒肢冷、阳痿遗精、宫冷不孕、夜尿频多，以及脾肾阳虚之泄泻、肺肾两虚之喘嗽等；血虚证心血虚或肝血不足所致的面色萎黄、唇甲苍白、头晕眼花、心慌心悸，以及妇女月经不调等；阴虚证肺阴虚之心烦不眠，以及肝肾阴虚之腰膝酸痛、遗精滑精、手足心热、潮热盗汗、眼目干涩等。

（一）补气代表药

1. 人参（图 2-129）

（1）中医功效

大补元气，补脾益肺，生津，安神益智。主要用于气虚欲脱，脉微欲绝，脾气不足，中气下陷，肺虚喘咳，气短乏力，津伤口渴，虚热消渴，失眠健忘，心悸怔忡，血虚萎黄，阳痿宫冷等。

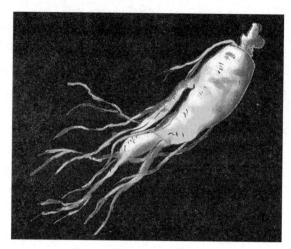

图 2-129　人参

（2）现代功效

①改善心脏功能。人参能减慢心率，增加心肌收缩力，增加心输出量与冠脉血流量，可抗心肌缺血与心律失常。对心脏功能、心血管、血流都有一定的影响。

②增强机体免疫功能。人参皂苷和人参多糖是人参调节免疫功能的活性成分，对免疫功能低下的人有提高免疫功能作用。

③调节中枢神经系统。人参可以调节人体中枢神经系统，改善大脑兴奋与抑制过程，使之趋于平衡，可以提高工作效率，并有抗疲劳作用。

④降血糖。人参中含有人参皂苷和人参多糖，尤其是人参皂苷 Rb2 有明显的降血糖作用，服用人参可使轻型糖尿病患者尿糖减少。

2. 党参（图 2-130）

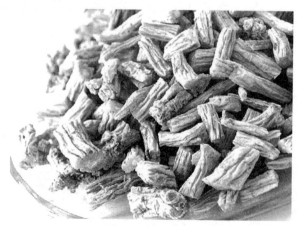

图 2-130　党参

（1）中医功效

①健脾胃。党参的作用与功效之一就是可以健脾胃，人的脾胃之气如果不足，身体往往会感觉非常的乏力，经常困倦不堪，食欲不振，对身体健康是很不利的。这个时候适当的吃一些党参能够增强脾胃的功能，改善这些不良的症状。

②补中益气。党参还具有补中益气的功效，可以有效的改善气血不足的情况。在现实生活中，很多女性都气血不足，身体健康大受影响，这种情况下可适当的吃一些党参，对病情的缓解会有帮助。

③滋阴养血。党参不仅能够补中益气，还可以滋阴养血，这也是其比较常见的作用与功效之一。对于女性来说，平时适当的吃点党参，可以有效的为身体补血，改善心悸气短，气血两虚以及脸色苍白等不良症状，有效的促进身体健康。

④生津止渴。党参还具有生津止渴的作用，平时适当吃些党参，有效的缓解说话过多耗伤气津所导致的口干舌燥、气短，烦渴等不良症状，适合老师声乐演员以及其他说话比较多的人食用。

（2）现代功效

①防治胃溃疡。党参这种中药材还具有调埋肠胃的功效，能够有效的缓解各种胃部疾病，特别是在治疗胃溃疡这方面有着非常好的效果。

对于有胃溃疡的患者来说，经常吃一些党参，疾病的症状也能够得到缓解。

②降低血压。降血压也是党参常见的作用与功效之一，党参当中含有多种能够降血脂和血压以至消除血液堵塞的物质，可以有效降低血压，改善血压高的情况，对于冠心病以及其他心血管疾病的治疗来说都有很好的效果。

3．白术（图2-131）

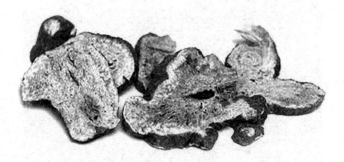

图2-131　白术

（1）中医功效

①祛湿健脾。白术可以祛湿健脾，脾胃不好的人容易出现腹泻，水肿，带下

等问题，此时如果在医生指导下服用白术，可以有效的去湿健脾，改善腹泻，身体水肿，食欲不振等症状。

②固表止汗。白术有很好的固表止汗的作用，脾虚的人可能会不停的出虚汗的人，这会让身体更加虚弱，此时可以适当的服用一些白术，就可以有效的缓解自汗症状。如果把白醋和黄芪，防风等中药配伍煎煮服用，补脾益肺，祛风散邪的效果会更好。

③利尿消肿。因为白术可以去湿，所以对于多种原因引起的身体浮肿有很好的疗效，比如肾病引起的水肿，肝病引起的水肿，营养不良引起的水肿，怀孕导致的身体浮肿等，都可以服用白术去湿利尿，消除水肿。

（2）现代功效

①增强免疫力。因为白术可以增强白细胞吞噬病菌的能力，所以服用白术可以增强身体免疫力，有益健康。

②安胎白术。有安胎的功效，如果孕妇身体比较弱，有先兆流产的症状，可以在医生指导下服用白术进行安胎。

③抗氧化。白术有很好的抗氧化作用，所以可以有效的清除身体中的自由基，不但让身体更健康，还能起到延缓衰老的作用。

④美容养颜。白术有抗氧化的作用，可以延缓皮肤衰老，有效的淡斑祛斑，经常应用白术能让皮肤变得越来越光滑白嫩，所以白术有美容养颜的作用，可以用白醋和白术制作面膜敷脸，能有效的祛斑美白。

4. 大枣（2-132）

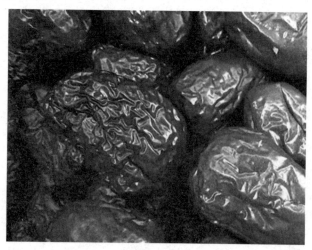

图 2-132　大枣

（1）中医功效

①脾虚证。本品甘温，能补脾益气，适用于脾气虚弱，消瘦、倦怠乏力、便溏等症。

②脏躁，失眠证。本品能养心安神，为治疗心失充养，心神无主而脏躁的要药。

③本品与部分药性峻烈或有毒的药物同用，有保护胃气，缓和其毒烈药性之效。

④增强人体免疫力。大枣对女性有很好的补养作用，它能为女性补气血，能增加抗病能力。

（2）现代功效

①提高人体免疫力。这是因为大枣含有大量的糖类物质，主要为葡萄糖，也含有果糖、蔗糖，以及由葡萄糖和果糖组成的低聚糖、阿拉伯聚糖及半乳醛聚糖等；并含有大量的维生素C、核黄素、硫胺素、胡萝卜素、尼克酸等多种维生素。

②增强肌力，增加体重。实验小鼠每日灌服大枣煎剂，共3周，体重的增加较对照组明显升高，并且在游泳试验中，其游泳时间较对照组明显延长，这表明大枣有增强肌力和增加体重的作用。

③保护肝脏。有实验证实，对四氯化碳肝损伤的家兔，每日喂给大枣煎剂共1周，结果血清总蛋白与白蛋白较对照组明显增加，表明大枣有保肝作用。

④抗过敏。大枣有抗过敏的作用，有科学家对小鼠进行试验，发现大枣中的乙醇可以抗病毒，对病变的细胞有抑制的作用，还能有效抵抗过敏。

⑤镇静安神。大枣中所含有黄酮——双－葡萄糖甙A有镇静、催眠和降压作用，其中被分离出的柚配质C糖甙类有中枢抑制作用，即降低自发运动及刺激反射作用、强直木僵作用，故大枣具有安神、镇静之功。

⑥抗癌、抗突变。大枣含多种三该类化合物，其中烨木酸、山植酸均发现有抗癌活性，对肉瘤S-180有抑制作用。枣中所含的营养素，能够增强人体免疫功能，对于防癌抗癌和维持人体脏腑功能都有一定效果。

（二）补阳代表药

1. 鹿茸（图2-133）

（1）中医功效

①肾阳虚衰，精血不足证。本品甘温补阳，甘咸滋肾，禀纯阳之性，具生发之气，故能壮肾阳，益精血。

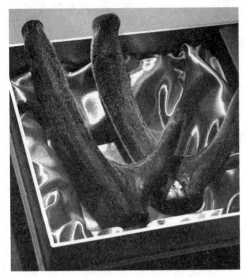

图 2-133　鹿茸

②虚骨弱，腰膝无力或小儿五迟。本品补肾阳，益精血，强筋骨。

③妇女冲任虚寒，崩漏带下。本品补肾阳，益精血而兼能固冲任，止带下。

④疮疡久溃不敛，阴疽疮肿内陷不起。本品补阳气、益精血而达到温补内托的目的。

（2）现代功效

①增强免疫。鹿茸具有振奋和提高机体功能的作用，对于身体虚弱，久病之后的患者有很好的保健作用，除此之外还可以提高机体细胞免疫和体液免疫的功能，因此它具有免疫促进剂的作用。

②调节血压。鹿茸是高血压患者最佳的食材，可以有效的降低血压，相关的试验证明大量的鹿茸精可以使心率减慢、心缩幅度变小，同时使外周血管扩张和降低血压。

③强壮身体。鹿茸里所含有的鹿茸精能够提高人体的工作能力，改善睡眠和食欲，并且对降低肌肉疲劳也有一定的帮助，能够显著提高脑、肝、肾等组织的耗氧量。

④补益气血。鹿茸具有益精的作用，精旺则能够化气生血；日常所见的参茸固本丸、茸桂百补丸、补天大造丸等滋补的药品中，均含有鹿茸的成分。

⑤鹿茸还能够有效的治疗头痛、牙龈出血等症状。

⑥强心复脉。鹿茸具有强心复脉的功效，中等剂量的鹿茸剂能够增强动脉的血流量，增强心脏的收缩率，加速心率、增大心脏的收缩幅度，从而提高心脏缩搏出量以及每分钟的输出量。

2. 仙茅（图 2-134）

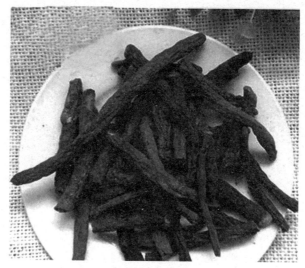

图 2-134　仙茅

（1）中医功效

①温脾止泻。仙茅草辛热，有助于驱寒止泻，还能增进食欲，适宜于调理寒湿痹痛、四肢不温等症。

②强筋健骨仙茅。草辛散燥裂，既有补肾阳功效，又有强筋骨的作用，有助于改善腰膝冷疼、筋骨痿软无力等症。

（2）现代功效

①调节内分泌。仙茅可以调节身体内分泌，它可以提升人体几个内分泌器官的作用，促进雌性激素和雄性激素代谢，使人体内雌雄激素比例处于一切正常状态，在平时内分泌中，在正常情况下，大家出现内分泌混乱时能够立即服食仙茅，如果可以与巴戟天和知母等中草药材一起使用，会让它的作用更加优异。

②抗风湿性消炎。仙茅当药后还能消炎除菌，它能杀死人体各种发炎，也可以去医院除湿，在每个人出现风湿性关节炎后，都能立即用仙茅来医治，能让大家关节疼痛的病症得到迅速缓解，此外，强直性脊柱炎和骨关节病的作用衰退后，都以服食仙茅来医治。

③延年益寿。益寿延年也是仙茅的关键功效，它含有一些纯天然含糖量和多种身体必需的营养元素，在平时的饮食中，可以促进人体新陈代谢，还可以提升身体素质，提高身体新陈代谢，同时还可以让大家适当服食一些仙茅，还能促进人体的新陈代谢。

3．补骨脂（图 2-135）

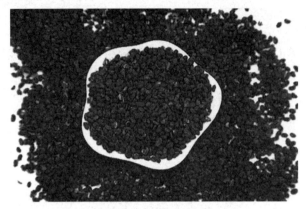

图 2-135　补骨脂

（1）中医功效

①肾虚阳痿、腰膝冷痛。本品苦辛温燥，善壮肾阳暖水脏。

②肾虚遗精、遗尿、尿频。本品兼有涩性，善补肾助阳，固精缩尿，单用有效，亦可随证配伍它药。

③脾肾阳虚，五更泄泻。本品能壮肾阳、暖脾阳、收涩以止泻。

④肾不纳气，虚寒喘咳。本品补肾助阳，纳气平喘。

（2）现代功效

①保护心脑血管。补骨脂泡水喝的功效还体现在可以保护人的心血管，能改善心血管方面的疾病。可以将补骨脂和其他的中药搭配起来使用，做成汤剂服用，能增加心急营养，能提高血流量。

②能对抗细菌。补骨脂还能改善一些细菌或是真菌而引起的皮肤方面的疾病，在临床上已经在使用了。加黑光疗法是一种不错的疗法，能减少黑色素的形成能减少光照对身体的伤害具有光敏的作用。

③治疗白癜风。补骨脂为治疗白癜风常用的中药，含补骨脂素，研细后按每 100 毫升含生药 30g 浸于 95% 酒精中 5～6 d，取其滤液涂患部后照射日光或 UVA。

④有致光敏感作用。补骨脂的作用是是有致光敏感作用，从而使皮肤色素沉着酪氨酸酶是人体黑色素生物合成的关键酶。补骨脂通过提高人体内酪氨酸酶的活性，促进黑色素的合成，恢复白斑处的皮肤颜色。达到治疗白癜风的目的。

⑤扩冠强心和止血。补骨脂乙素有明显的扩张冠状动脉的作用，增强大鼠的心收缩力，兴奋蛙心，对抗乳酸引起的心力衰竭，有强心作用。

4. 益智仁（图 2-136）

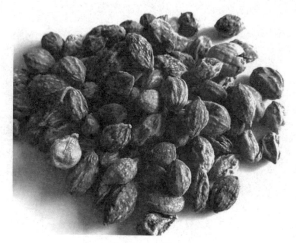

图 2-136 益智仁

（1）中医功效

温脾止泻摄涎，暖肾缩尿固精。脾胃虚寒，呕吐，泄泻，腹中冷痛，口多唾涎，肾虚遗尿，尿频，遗精，白浊。

（2）现代功效

①对心脏的影响。益智仁中甲醇提取物具有增强豚鼠左心房收缩的作用，最小有效剂量为 10～6g/ml。酮的强心作用部分是由于其心肌中的钠和钾。

②抑制回肠收缩和抗癌作用。益智果的水提取物和乙醇提取物对豚鼠组胺和氯化钡引起的回肠收缩有抑制作用；水提取物在抑制肉瘤细胞生长方面具有中等活性，并且没有观察到毒性。

益智仁可以帮助我们保护胃和肠，它对促进胃的功能非常有益，如果有这方面病症的人群可以尝试服用。

③提高免疫力。益智仁含有多种化合物，微量元素和结晶中性物质等营养成分，还能促进特定的细胞免疫功能，对阳虚，体湿患者有明显的强效和治疗作用。

④提高性能力。益智仁中含有的苯丙基糖苷化合物可以显着改善男性的性功能并具有预防精子减少的能力。

⑤健胃滋补。它含有挥发油，脑酮和维生素 B1，维生素 B2 和其他维生素以及氨基酸和脂肪酸。

（三）补血代表药

1. 当归（图2-137）

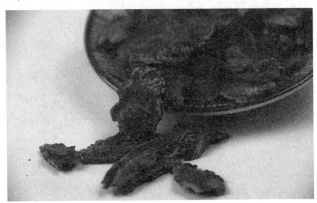

图2-137　当归

（1）中医功效

补血活血，调经止痛，润肠通便。

（2）现代功效

①补血。当归善于补血，为补血之圣药。传统中医认为当归有良好的活血、补血作用；现代研究也表明，当归对于血小板聚集有明显的抑制作用，可减少血栓的形成；当归中所含有的当归多糖可以使白细胞和网织红细胞增加，对于红细胞、血红蛋白的恢复有明显的促进作用，能够增强造血功能。

②调节子宫。当归对于子宫具有抑制和兴奋的双向调节作用，当子宫内未加压时，当归对于子宫有轻度的抑制作用，使子宫肌肤迟缓、血液通畅，可改善局部的营养；当子宫内加压的时候可以使子宫的收缩，无节律变为有节律，且节律变慢，使子宫肌肉得到充分的休息，增加收缩率。

③增加机体抵抗力。当归及其萃取物，对于单核巨噬细胞系统有明显的刺激作用，对免疫功能低下的机体有免疫调节和恢复作用；当归对健康人淋巴细胞的转化也有促进作用，同时增强机体的免疫力。

2. 熟地黄（图2-138）

（1）中医功效

①滋阴补肾。熟地黄具有滋阴补肾功效，也就是说，熟地黄是可以用来滋补的。熟地黄倘若跟山药以及山茱萸一起使用，能够治疗肝肾阴虚以及腰膝酸软等不良症状。

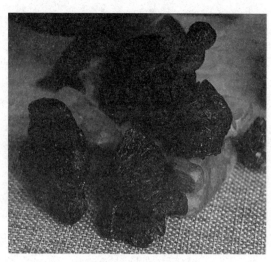

图 2-138 熟地黄

②养血补虚。事实上，很多中药都具有养血补虚的作用的，而熟地黄就是其中的一种。

（2）现代功效

①降血压。熟地黄其实是具有降血压的作用的，这一点鲜为人知。此外，熟地黄对于一些心血管系统疾病是具有良性的影响的，不管是酒熟地黄，还是蒸熟地黄，都具有比较明显的降压作用，可以让患者的收缩压以及舒张压具有比较明显的下降。因此，对于三高患者而言，熟地黄无疑是一种非常有用的药物，三高患者不妨多吃一点。

②延缓衰老。延缓衰老无疑是女性同胞十分关注的问题，熟地黄这种药物，对于患者的身体有滋补的作用，所以是可以达到延缓衰老的目的。

事实上，熟地黄可以有效防止人体的细胞过早老化，而且还可以加强细胞的运作能力，无疑是人体抗衰老的最佳药物之一。

③强心利尿。熟地黄具有强心利尿的功效。因此，对于心脏脆弱的患者来说，吃一些熟地黄无疑是非常合适的。此外，倘若熟地黄跟跟木通一起使用的话，还具有利尿的功效。

3．白芍（图 2-139）

（1）中医功效

①肝血亏虚，月经不调。本品味酸，收敛肝阴以养血，常与熟地、当归等同用，用治肝血亏虚，面色苍白，眩晕心悸，或月经不调，崩中漏下。

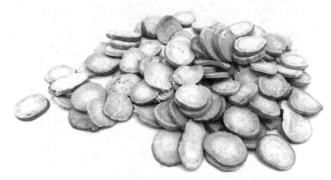

图 2-139　白芍

②肝脾不和，胸胁脘腹疼痛，四肢挛急疼痛。本品酸敛肝阴，养血柔肝而止痛，常配柴胡、当归、白芍等，治疗血虚肝郁，胁肋疼痛。也可治疗脾虚肝旺，腹痛泄泻，痢疾腹痛阴血虚筋脉失养而致手足挛急作痛。

③肝阳上亢，头痛眩晕。以本品养血敛阴、平抑肝阳。

④本品敛阴，有止汗之功若外感风寒，营卫不和之汗出恶风，可敛阴和营，与温经通阳的桂枝等用，以调和营卫；至于阴虚盗汗，则须与龙骨、浮小麦等同用，可收敛阴止汗的功效。

（2）现代功效

①养血。白芍味酸，能起到养血的作用，对于由于肝血不足造成的眩晕、心慌、面色发白或月经不调的病人，都能起到一定的作用，白芍配伍熟地黄，当归，川芎等，如果是因为血虚有热而导致月经不调的情况，可以与其他物质搭配使用，如伍黄芩、黄柏等，对临床效果比较好。

②使气色改善。有些女性面部出现色斑、脸色无光泽等现象，用药能有效地改善这些症状，对身体有好处。

③抗氧化作用。曾有实验研究表明，白芍水提液腹腔注射能显著延长小鼠在低氧状态下的死亡时间，而且显著延长了白芍水浸提液对小鼠游泳的影响，说明其含有的成分有抗氧化作用，另外，白芍醇提物对小鼠游泳有延长作用。

④保肝。白芍中含有一些纯天然的醇类物质，可显著降低人体内转氨酶的活性，从而有效地防止病毒对人体的头痛，同时还能防止肝阳上亢所致的头痛症状，同时还可以防止肝细胞坏死，对于高发病率的肝硬化和肝癌患者，如果出现肝阳上亢所引起的头痛症状，可以使用生龙骨、代赭石等药物配伍，可以起到缓解的效果。

⑤解痉作用。可抑制肠管及在位胃的运动，可治疗因催产而引起的子宫收缩症状

4．何首乌

（1）中医功效

①生用何首乌可以解毒，消痈，截疟，润肠通便。

②制何首乌补肝肾，益精血，乌须发，强筋骨，化浊降脂。何首乌用于疮痈，瘰疬，风疹瘙痒，久疟体虚，肠燥便秘。制何首乌用于血虚萎黄，眩晕耳鸣，须发早白，腰膝酸软，肢体麻木，崩漏带下，高脂血症。

（2）现代功效

①心脑血管疾病的防治。何首乌所含的营养成分较多，其中所含的大黄素能降低低血压，从而降低血管胆固醇的含量，防止血栓形成，对三高人群有很好的保健作用；何首乌具有降血脂的功效，主要是因为其中含有能修复肝脏脂肪代谢、加快毒素排出的蒽醌类成分；何首乌能抑制体内胆固醇的合成，使其转化为胆汁酸，从而增强了胆汁酸从肠道中排出，降低人体吸收率。

②止血抑菌。其中所含的蒽醌类物质不仅可以预防心脑血管疾病，同时也可以促进身体生成血小板，从而改善血管的透气性，防止血液凝固。何首乌不但可以抑制细菌的糖代谢，同时也可以阻止核酸的合成，对多种细菌都有一定的抑制作用。

③通便润肠。生用何首乌的时候含有比较多的大黄酚，这是一种有效元素，能促进人体肠道的移动，还能起到润便通肠的作用。但是，高脂血症患者不能服用，因为何首乌会使他们出现腹泻症状。

④减缓衰老。何首乌具有保护人体 t 淋巴细胞功能的作用，从而可以增强人体免疫，提高机体的抗病能力。此外还能增强体内抗氧化剂的活性，从而加快清除自由基的速度。

（四）补阴代表药

1．麦冬（图 2-140）

（1）中医功效

养阴润肺、益胃生津、清心除烦。

（2）现代功效

①治疗糖尿病。在临床上，麦冬常被当做降糖药使用，因为麦冬可以促进胰岛细胞功能的恢复，调节胰岛素的分泌，所以起到降血糖的作用，而且目前许多降糖的药物中都含有麦冬皂苷，这就是麦冬中的成分。

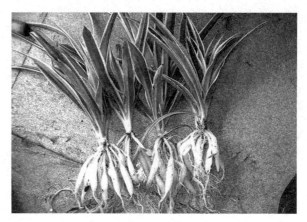

图 2-140 麦冬

②抗炎。现代药理学研究发现，麦冬中含有甾体皂苷，这种物质有特别明显的抗炎作用，所以身体有炎症，出现了感染的时候，就可以用麦冬煮水服用，能起到很好的抗炎消炎的作用。

③抗血栓。现在生活条件好了，许多人都出现高血脂的问题，而高血脂患者出现血栓的可能性比较大，如果高血脂患者平时能经常用麦冬煎水服用，可以降低血脂，降低血清中胆固醇的浓度，所以就可以有效预防血栓的出现。

④生津止咳麦。冬性微寒，所以中药中经常用麦冬养阴，它可以起到养阴生津，润肺止咳的作用，如果出现了口干舌燥，干咳，咳血等症状的时候，可以用麦冬，天冬，知母川贝母，百部，沙参等中药水煎服，效果很好。

⑤润肠通便。因为麦冬中含有大量的纤维素，木质素，所以服用麦冬后不但可以促进胃肠的吸水效果，而且还可以促进胃肠的蠕动，所以能起到很好的润肠通便作用，便秘的人可以用麦冬，生地，玄参水煎服，就可以有效的缓解症状。

⑥提高免疫力。因为麦冬中含有抗炎的成分，所以服用麦冬后可以提高身体对于各种病菌的抵抗能力，再加上麦冬对肾上腺皮质激素的分泌有促进作用，所以也可以增强身体对于外界病菌病毒的抵抗力，可以有效的提高身体的免疫力。

2．北沙参（图 2-141）

（1）中医功效

参养阴润肺，益胃生津。北沙参具有良好养生保健功效的中草药，经常都会用于各种药膳当中，也有一些可以用于泡水喝或者是拿来泡酒。北沙参具有很好的养胃清胃热的功效，对于人们由于胃热而引起的口干以及大便干结等症状，都会有一定的缓解治疗作用。

（2）现代功效

①解热止痛。北沙参含有一定的抗病毒的成分，在生活当中也经常被用于清热止痛，它里面的提取物，能够让人体的体温明显下降。

②提高免疫力。北沙参里面含有天然的多糖物质，它在进入人体以后，能够有效地提高人体免疫细胞的活性，促进免疫细胞再生，因此具有很好的提高身体免疫力的作用。

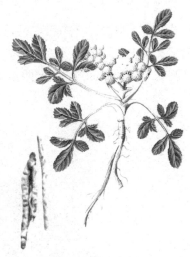

图 2-141 北沙参

3. 枸杞子（图1-142）

（1）中医功效

①滋阴益肾。枸杞子药性甘、平，入肾经，具有滋阴补肾的功效，是平衡肾精的良品，对于肾阴虚、精血不足所致的腰膝酸软、阳痿、遗精、内热消渴、头发早白等具有辅助治疗效果。

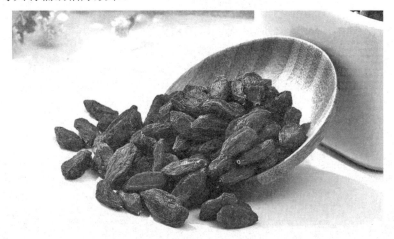

图 2-142 枸杞子

②清肝明目。枸杞入肝经，对于肝肾阴虚、津亏血虚导致的眩晕、耳鸣、血虚痿证、目昏不明、双目干涩等症状具有缓解作用。

③润肺止咳。枸杞入肺经，具有润肺、止咳、生津的功效，对于虚劳咳嗽、消渴引饮、咳嗽有血症具有辅助治疗效果。

（2）现代功效

①调节免疫。枸杞中含有丰富的枸杞多糖，具有促进免疫、抗衰老、抗肿瘤、抗自由基、抗疲劳、抗辐射、保护生殖功能和改善作用。

②可以预防动脉粥样硬化。

③可以降血压。

4. 桑葚（图 2-143）

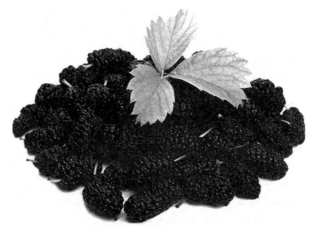

图 2-143　桑葚

（1）中医功效

降脂降压、健脾养胃、乌发美容。

（2）现代功效

①减缓衰老。桑葚中含有花青素和维生素 E，是一种具有抗氧化和清除自由基功能的黄酮类物质，具有延缓衰老的功效。

对维生素 E 具有抗氧化作用，可帮助皮肤延缓衰老，对抗自由基，去除皱纹等。所以，桑葚具有很好的抗衰老作用。

②增强免疫。由于桑葚中含有桑葚多糖，桑葚多糖具有调节 T 细胞免疫倾向的潜能，可以有效地提高桑葚的免疫功能。

此外，桑葚中含有人体所需的多种氨基酸，氨基酸的合成可以加速人体免疫球蛋白的合成，还可以补充氨基酸，增强免疫力。

③抗癌症。桑葚中含有白藜芦醇等抗肿瘤物质，具有抗癌症作用，桑葚具有抗癌症作用。此外，桑葚中的花色苷类物质还对癌细胞有抑制和侵入的作用。桑葚花青素能有效地抑制黑色素癌的转移，同时降低血清甘油三酯、胆固醇的含量，可以预防动脉粥样硬化。

十八、收涩药

在中药中具有收敛固涩作用，可以治疗各种滑脱症候的药物，称为收敛药。

适用范围：适用于滑脱的病症，主要有自汗盗汗，久泻久痢，久咳虚喘，遗精滑精，溲多遗尿，白带日久，失血崩漏等症。因为滑脱诸症，如不及时收招，可引起元气日衰，或变生他症。

（一）固表止汗代表药

1. 麻黄根（图2-144）

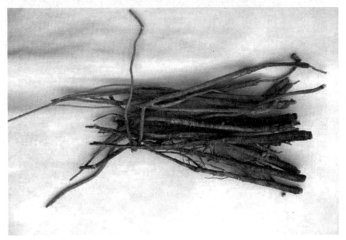

图2-144 麻黄根

（1）中医功效

发汗解表、宣肺平喘、利水消肿。

（2）现代功效

①利尿。麻黄根中含有大量的麻黄碱，麻黄碱有很强的利尿消肿功效，对食用水，盐水，尿素水之后的动物都表现出很强的利尿作用。但是对食用酒精后的动物却是相反的抑制排尿作用，因此，麻黄根的利尿仅限于水分类，对酒精等有机成分类表现的是抑尿作用。

②刺激神经中枢。麻黄根中所含的生物碱具有刺激神经中枢的作用，使我们更容易的产生兴奋，增加心脏的血液输送以及循环速度，对于心脏的收缩功能有着很大的促进作用。但是有的时候刺激太大也是不利的，会使我们的神经变得非常的敏感，所以不建议大家长期使用。

③止汗。麻黄根所含生物碱可使蛙心收缩减弱，对末梢血管有扩张作用，对肠管、子宫等平滑肌呈收缩作用，能抑制低热和烟碱所致的发汗。

④补肾消疮。麻黄根还有一定的补肾作用，它对人类的肾劳热以及肾虚还有阴囊生疮等症都有很好的治疗作用，平时治疗时可以把麻黄根与石硫黄各取三两，一起在研末过筛，再加入米粉适量，每次取五钱口服，也可以把得到的药粉直接敷在长疮的部位上。

2. 浮小麦（图 2-145）

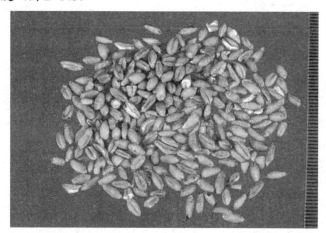

图 2-145　浮小麦

（1）中医功效

①盗汗、自汗。由于肾虚出现盗汗，或持续出虚汗，可将浮小麦炒焦研末和米汤混在一起喝，可有效缓解盗汗、出虚汗等症状。

还可将浮小麦煎汤后与防风末一起服用，也可减轻盗汗症状。

②营养安神。浮小麦具有养心安神的功效，如果经常烦躁不安，可以用浮小麦来调理，这种中药对神经衰弱、小儿夜啼、更年期综合症等疾病都有很好的治疗效果，可以直接用浮小麦煮水饮用，或者与浮小麦、甘草、大枣一起用水煎煮，都能有效缓解症状，如果长期失眠，可以试试这种中药调理。

③养胃健脾浮。小麦具有固表敛汗、养胃健脾的功效，肠胃不好的人可以用浮小麦和大枣、糯米一起煮粥来调理肠胃

（2）现代功效

①宁心安神。宁心安神是浮小麦的重要作用，它能入心经可提高人类心脏功能，并能作用于人类中枢神经，可缓解人类焦虑抑郁的情绪，能镇静安神，也能缓解人类的心神不宁和失眠多梦，在需要时可以直接用它煎汤服用。

②调理脾胃。平时人们适量服用一些浮小麦，还能调理脾胃，因为它含有丰富纤维素，这种物质进入人体后可促进肠胃蠕动，而且能加快人体内消化液产生，它含有的不可溶纤维还能软化大便，加快大便排出，经常使用能提高脾胃消化功能，也能预防缓解便秘，对维持人类消化系统健康有很大好处。

③调节情绪。适量服用一些浮小麦还能调节情绪，特别是那些进入更年期的女性，出现精神压力大，焦虑抑郁等不良症状是及时服用，浮小麦就能让症状缓解，能让她们恢复积极向上的阳光心态，另外它还是一种抗忧郁的健康食材，在日常生活中经常服用它能预防抑郁症出现。

（二）敛肺涩肠代表药

1. 五味子（图2-146）

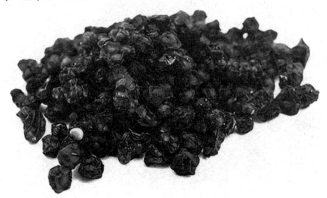

图 2-146　五味子

（1）中医功效

①久咳虚喘。本品味酸收敛，甘温而润，能上敛肺气，下滋肾阴，为治疗久咳虚喘之要药。

②自汗，盗汗。本品五味俱全，以酸为主，善能敛肺止汗。

③遗精，滑精本品甘温而涩，入肾，能补肾涩精止遗，为治肾虚精关不固遗精、滑精之常用药。

④久泻不止。本品味酸涩性收敛，能涩肠止泻。

⑤津伤口渴，消渴。本品甘以益气，酸能生津，具有益气生津止渴之功。

⑥心悸，失眠，多梦。本品既能补益心肾，又能宁心安神。

（2）现代功效

①止痛。五味子有很好的止痛作用，它其中的药用成分直接作用于人体，有

助于提高人体的抗惊厥和抗休克能力，此外，它有类似于安定药的功效，有很好的止痛作用，可以用于多种疼痛病痛的治疗。

②保护肝脏。五味子中含有丙素、五味子素等药用成分，它们可以提高肝脏的解毒能力，加快体内毒素的代谢，有保护肝脏，预防肝脏病变的作用。

③提高身体免疫力。五味子中含有的丰富多糖可以促进人体内肝糖原的合成，并加速人体免疫细胞的再生，经常食用，可以增强体内巨噬细胞的活性，调节人体的免疫功能，增强人体免疫力。

味子还有延缓人体衰老的功能，其中的多糖和黄酮类化合物可以清除人体的自由基，从而提高人体组织细胞的活性。

2. 乌梅（图 2-147）

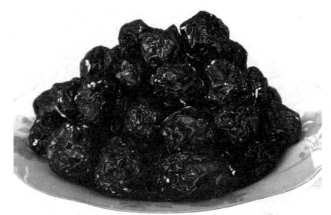

图 2-147　乌梅

（1）中医功效

①肺虚久咳。本品味酸而涩，其性收敛，入肺经能敛肺气，止咳嗽。

②久泻，久痢。本品酸涩入大肠经，有良好的涩肠止泻痢作用，为治疗久泻、久痢之常用药。

③蛔厥腹痛，呕吐蛔得酸则静。本品极酸，具有安蛔止痛，和胃止呕的功效，为安蛔之良药。

④虚热消渴。本品至酸性平，善能生津液，止烦渴。

⑤本品炒炭后，涩重于酸，收敛力强，能固冲止漏，可用于崩漏不止，便血等；外敷能消疮毒，可治胬肉外突、头疮等。

（2）现代功效

①抗氧化。乌梅会刺激腮腺中荷尔蒙的分泌，而这种荷尔蒙能有效的预防

老化。

②净化血液。现代人所吃的食物已经不是以前那种纯天然无公害无污染的食物了，而是一些有添加剂或者其他有害物质的食物。这些食物会让人体血液里的毒素增加，会让血液循环环境恶化产生酸素。乌梅可帮助清理血液中的废物，使血液流动正常，把过量的酸素排除出去。

③增加能量。会让新陈代谢的速度增快，身体自然就会恢复能量。乌梅里含有能帮助人体吸收维他命及酵素柠檬酸，能够预防疾病消除疲劳。

④保护消化系统。乌梅还具有有消毒的功效作用，能防止食物在肠胃里腐化。

⑤消除便秘。乌梅里的苹果酸把适量的水分导引到大肠，形成粪便而排出体外。

⑥增进食欲。长期性的无食欲影响身体健康，乌梅在一定程度上可以增加食欲，促进健康。

3．肉豆蔻（图2-148）

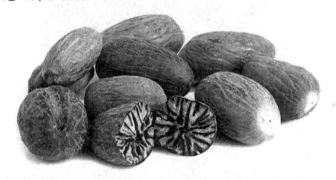

图2-148 肉豆蔻

（1）中医功效

涩肠止泻，温中行气。主要用于脾胃虚寒，久泻久痢，胃寒胀痛，食少呕吐等。

（2）现代功效

①肉豆蔻具有良好的镇静催眠作用，因为挥发性肉豆蔻油含有甲基烯丙醇，可以抑制中枢神经系统，延长人们的睡眠时间。

②肉豆蔻对细菌和霉菌有很好的抑制作用，主要是因为挥发性肉豆蔻油中含有萜类物质，可以有效抑制细菌和霉菌的生长；肉豆蔻有很好的开胃效果，尤其是因为肉豆蔻富含油脂，这能有效促进人的肠胃蠕动，从而促进消化和开胃。

（三）固精缩尿止带药

1.山茱萸（图2-149）

（1）中医功效

①腰膝酸软，头晕耳鸣，阳痿。本品酸微温质润，其性温而不燥，补而不峻，补益肝肾，既能益精，又可助阳，为平补阴阳之要药。

②遗精滑精，遗尿尿频。本品既能补肾益精，又能固精缩尿。

③崩漏，月经过多。本品入于下焦，能补肝肾、固冲任以止血。

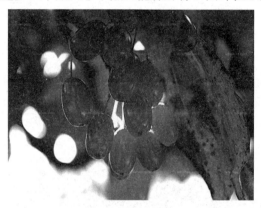

图2-149 山茱萸

④大汗不止，体虚欲脱。本品酸涩性温，能收敛止汗，固涩滑脱，为防止元气虚脱之要药。

（2）现代功效

①降低血糖。山茱萸能明显降低血液中糖分含量，可以抑制血糖的上升。高血糖发作的患者，服用山茱萸水能够快速缓解不适。

②消炎杀菌。山茱萸中含有可杀灭葡萄球菌的物质，所以经常吃山茱萸，能够有效预防腹泻，并且能够防止因细菌感染引起的胃病。另外，山茱萸还可杀灭肠球菌、金黄色葡萄球菌。

2.桑螵蛸（图2-150）

（1）中医功效

①固精缩尿。主要作用是缩尿，桑螵蛸有很大的作用，可治各种尿频、失禁、遗尿，疗效显着。若老年患者生理功能下降，夜间小便次数多，尿色清，常有腰酸腿软，可选用桑螵蛸、肉桂、肉苁蓉、益智仁等，具有温补强身、收涩缩尿的功效。神经病后遗症，小便失禁，用桑螵蛸也是有效的。

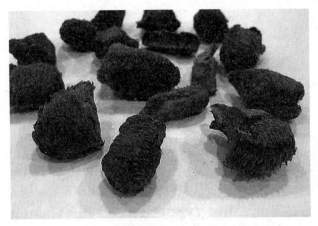

图 2-150　桑螵蛸

②补肾助阳。对肾气不足、肾精亏虚、阳痿患者，桑燎蛸还能起到补肾助阳的作用。如果肾阳虚比较弱，肾气不能固摄，会导致遗精、滑精、早泄、遗尿、尿频等症状。可以补肾助阳、固精止遗，可用于治疗肾失封藏、精关不固所致遗精、滑精、遗尿、尿频等药物。

（2）现代功效

①治疗不育。桑螵蛸可以治疗男性不育病症，生孩子是夫妻的事情，所以只要有一方身体出现了情况，这时就会影响到成功率，而男性在治疗不育时可以直接使用桑螵蛸，它可以有助于解决大部分男性不育的精子数量少、活力差等问题，可以有效的帮助提升精液质量，改善男性不育问题。

②促进消化。对于胃肠道都有刺激的作用，桑螵蛸具有刺激胃壁粘膜的作用，可以促使胃酸大量分泌，这与桑螵蛸含有蛋白质和活性酸有很大关系，可以帮助消化，还可以促进肠道的蠕动，对便秘也有一定的疗效。

3．莲子（图 2-151）

（1）中医功效

①主要用于脾虚久泻，食欲不振，肾气不足，精关不固之遗精滑精或心肾不交之小便白浊，梦遗滑精，脾虚失运，水湿下注之带下证以及心肾不交，虚烦失眠。

②清热降火。莲子是一味性平而味甘、涩的中草药，可以归脾、肾、心三经，具有清热解毒和降火去火作用，尤其是适合心火过于旺盛的人群服用，可以有效降低心火，减轻产生的口舌生疮和面部长痘一类症状。

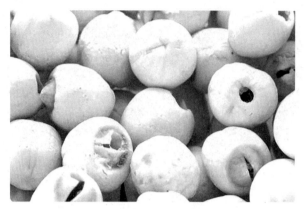

图 2-151 莲子

③镇静安神。由于莲子可以入心经，故可起到养心安神和镇静养气等功效，可以能够帮助提高睡眠质量。

（2）现代功效

①降低血压。莲子对于高血压患者来说也是一种不可多得的调养品，每天适当吃一点能够帮助降低血压，并扩张外周血管，从而稳定血压值，同时还可避免因为高血压而并发中风、脑出血一类疾病，并能加强心脏功能。

②抗癌抑癌。莲子具有防癌抗癌的药物功效，经过研究发现，莲子当中含有一定量的氧化黄心树宁碱，这种物质可以有效抑制鼻咽癌、子宫癌以及肺癌的扩散和转移，所以癌症患者可以在治疗期间多吃莲子，也可熬制莲子粥吃，以便起到抵抗癌细胞的作用。

③补精养精。由于莲子当中含有大量磷元素，所以男性适当服用莲子可以促进精子的形成，提高自身生育能力，而且有助于维持酸碱平衡，对于弱精子症有显着的调理效果。

十九、涌吐药

凡以促使呕吐，治疗毒物、宿食、痰涎等停滞在胃脘或胸膈以上所致病症为主要作用的药物，称为涌吐药，又名催吐药。

适用范围：毒物、宿食、痰涎。

1. 常山（图 2-152）

（1）中医功效

涌吐痰涎，截疟。用于痰饮停聚，胸膈痞塞，疟疾。

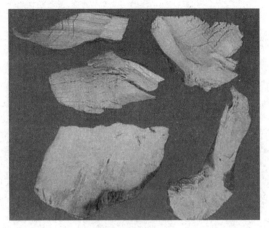

图 2-152 常山

（2）现代功效

①抗疟。常山对实验性疟疾感染，有显著疗效。有效成分为常山碱、常山碱乙、丙的作用强度约为其它同类药物的十几倍，近年也证明常山碱乙对恶性疟疾和间日疟，急性发作时有较好的疗效，能迅速控制症状，血中疟原虫阴转，但不能根治。其主要副作用为呕吐，胃肠道外给药也会引起呕吐。

②催吐作用较强大，其原理主要是刺激胃肠道引起的反射作用。

③退热。动物实验证明，常山有明显确定的退热作用，此作用可能与中枢神经系统抑制有关。

2. 瓜蒂（图 2-153）

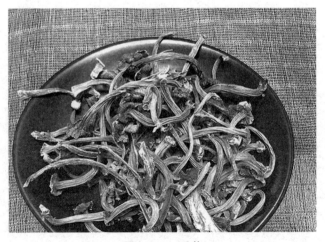

图 2-153 瓜蒂

（1）中医功效

①主要用于宿食毒物，痰热壅塞，癫痫发狂，胸闷欲吐，湿热黄疸、湿家头痛等。

②西医诊为食物中毒、精神分裂症属于痰热壅盛者，急性黄疸性肝炎、原发性肝癌、慢性肝炎属于湿热内蕴证者。

（2）现代功效

现代药理研究发现具有较强的催吐、利胆退黄作用，可用于治疗急慢性肝炎、肝硬化等疾患的治疗；可用于消化不良、食积内停于胃引起恶心，腹胀等症状以及食物中毒、癫痫痰涎壅盛等病证的催吐治疗；对于湿热内盛所引起的面目皮肤发黄以及水肿、头痛、身痛、身面浮肿等症状有一定的治疗作用。

注意事项：体质虚弱、失血者，或者上部没有实邪者、心脏疾患人群不宜使用。易引起中毒反应，比如胃部灼痛、腹泻水样便、血压下降、呼吸困难等。临床应合理应用。

二十、解毒杀虫燥湿止痒药

是以解毒疗疮，攻毒杀虫，燥湿止痒为主要作用的药物。

适用范围：适用于疥癣、湿疹、痈疮疔毒、麻风、梅毒、毒蛇咬伤等病证。

1．雄黄（图2-154）

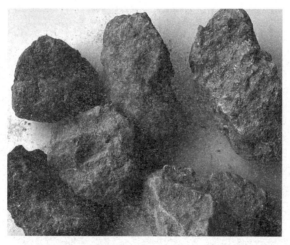

图 2-154　雄黄

（1）中医功效

解毒杀虫、抑菌、止惊痫。

（2）现代功效

①去毒杀虫。雄黄其实是一种有毒的药材，它治病的原理是以毒攻毒，因此常被用来解毒杀虫，既可外用，也可用于外用。如想要治疗肠道寄生虫引起的虫积腹痛，可以在医生指导下服用，如果要治疗毒蛇咬伤或皮肤疥癣等疾病，可以外敷。

②燥湿化痰。雄黄具有燥湿化痰的功效，同时还能截疟，可用于癫痫、疟疾、鼻中息肉等疾病的治疗，不过雄黄毒性较大，在用药前应咨询医生，在医生的指导下使用。

③抗菌性。雄黄的抑菌效果也很明显，它可以在体外杀死黄色的葡萄球菌，如果浓度升高也能杀死大肠杆菌，还可以抑制人型和牛型结核杆菌。

雄黄水浸液对堇色毛癣菌等引起皮肤疾病的真菌有一定的抑制作用，还能抗吸血虫。

④抗恶性肿瘤。雄黄还具有抗肿瘤的功效，对很多癌症都有一定的治疗作用，比如白血病、血管癌、肝癌、宫颈癌等。如果是女性患有乳腺癌，也可以用中药材来治疗。

⑤消炎消肿。雄黄具有消炎退肿的作用，可用于治疗各种炎症。

2. 硫磺（图 2-155）

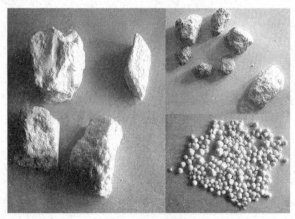

图 2-155　硫磺

（1）中医功效

①硫磺有内服和外用两种功效，可以治疗阴疽恶疮、虚寒便秘、秃疮等。

②硫磺适用于阳痿足冷、遗精滑精、虚寒便秘、肾虚喘咳、外阴红肿结块等症状的治疗。

③硫磺需要与其他药物配合使用，如硫磺与半夏、石灰、荔枝核等配伍，可以起到更好的治疗效果。

（2）现代功效

①能防虫。硫磺可以防治害虫，使用时，就可以达到消毒杀菌的效果，特别是对螨等病虫害，效果特别理想。当部分蔬菜受到病虫害的干扰时，经过合理的配伍后，可以通过喷洒的方法来使用硫磺，最终效果很好，另外它也可以作用在人体的肌肤上，要知道人体的肌肤很有可能会出现各类的皮肤疾病，那么硫磺在这一方面也能够达到杀灭细菌的一种效果，可有效恢复肌肤的健康。

②缓解便秘。硫磺还具有缓解便秘的效果，人的胃肠道蠕动不良，当便秘发生时，可口服硫磺，此时可刺激胃肠粘膜，并使胃肠道变得兴奋，从而促进大便排出。

3．白矾（图 2-156）

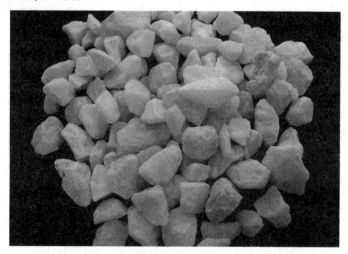

图 2-156　白矾

（1）中医功效

外用解毒杀虫，燥湿止痒；内服止血止泻，祛痰开闭。主要用于疥癣、湿疹瘙痒、疮疡、久泻久痢、吐衄下血、中风痰厥、癫狂痫等。

（2）现代功效

①防蚊叮咬。夏天蚊子最多，为了避免蚊子的骚扰，可把明矾磨成末，再涂在皮肤上，这样就能起到预防的作用，如果已经被蚊虫咬了，还可以在患处涂抹明矾，起到止痒的效果。

②止血作用。明矾用于止血，效果很快，因为明矾水中含有能使血清沉淀的物质，对凝固蛋白有很强的效果，所以当伤口流血时，可用明矾水来止血。

③治疗湿疹。湿疹多发生在小孩身上，其症状通常是皮肤瘙痒、有红斑，这个时候只要把成末，再抹在小孩伤患处就能治好湿疹的症状。

④治疗腹泻痢疾。明矾入药后不仅能收敛止痛，还能起到很好的消炎作用，日常生活中它以毒攻毒，清除人体肠道内积存的多种病毒，对人的腹泻和痢疾有较好的治疗效果，最好是将五倍子和诃子等涩肠止泻的中药材一起煎服，并且明矾的用量不要过多。

⑤治疗黄疸。明矾不仅能消炎杀菌还具有很好的退黄作用，还能清热解毒，最适合用于人类湿热黄疸的治疗，治疗时可直接内服，也可与茵陈、滑石等中药材一起煎制后服用，使黄疸在最短时间内消退，同时保护肝脏，防止肝功能减退。

二十一、拔毒化腐生肌药

凡以拔毒化腐、生肌敛疮为主要作用，治疗疮疡病证的药物。

适用范围痈疽疮疡溃后脓出不畅，或溃后腐肉不去，新肉难生，伤口难以生肌愈合之证；癌肿；梅毒；湿疹瘙痒，口疮、喉证、目赤翳障等。

1. 炉甘石（图 2-157）

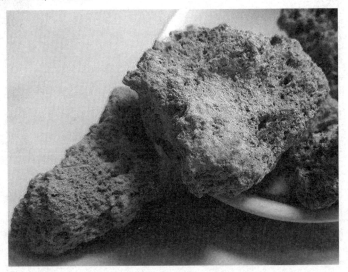

图 2-157　炉甘石

（1）中医功效

明目去翳，收湿止痒，敛疮生肌。主要用于目赤肿痛，烂弦风眼，多泪怕光，翳膜胬肉，溃疡不敛，皮肤湿疮，阴部湿痒。

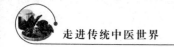

（2）现代功效

①治疗眼睛疾病。炉甘石具有解毒效果，能够达到治疗眼部疾病的作用，是目前常见的一种药物，可以将炉甘石粉点在眼睛上，可缓解眼睛红肿，有着明显的缓解作用。对于眼睛经常流泪的情况，能制止流泪。炉甘石还可以和其他的一些中草药搭配使用，能够成为一种专门治疗眼部疾病的药物，而且还不容易会出现副作用。

②治疗溃疡。如果身体出现湿疹或者是溃疡时，还可以将炉甘石搭配上石膏和龙骨等，可有效达到治疗的效果，但是如果是患有毒疮，基本上单纯使用炉甘石没有好的效果，还可以再进行配伍，搭配鲫鱼的药物也可以发挥好的作用，大量的研究表明，炉甘石所拥有的功效还是非常多的，使用的时候，要将粉末直接用，又或者是在经过调和之后直接涂抹在肌肤上，如此就能够控制病情。

2．硼砂（图 2-158）

图 2-158　硼砂

（1）中医功效

①清热解毒。硼砂的性质很凉。外用，清热解毒，消肿防腐。通常用于喉科和眼科。通常与冰片、白霜粉和朱砂一样使用。与冰片、炉甘石、白云石粉配合使用，对咽喉痛、火眼、翼状胬肉等眼病有很好的疗效。

②清肺化痰。硼砂味道咸，性质清凉。进入肺经，清肺化痰。可用于治疗痰热、咳嗽、咽喉痛等疾病。与黄芩、玄参、天花粉基本相同。

（2）现代功效

①抗菌防腐。硼砂在体外可抑制多种革兰氏阳性菌、革兰氏阴性菌、浅表皮肤真菌和白色链球菌，硼砂的防腐、收敛和保护皮肤黏膜的作用较弱。

②抗惊厥。硼砂具有抗惊厥作用。灌胃或腹腔注射硼砂对小鼠有显著的抗惊厥作用。

③减轻氟的危害。硼砂可以减少氟对身体的损害，减少氟在骨骼中的沉积，缓解氟中毒。

第三章
中医针灸

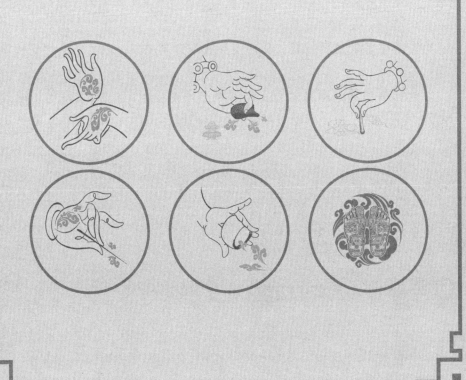

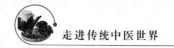

第一节　针灸起源

　　针灸起源于中国。在新石器时代，居住在阴暗潮湿山洞的祖先，与野兽搏斗过程中，难免发生风湿和伤痛，他们除祈祷鬼神外，很自然会用物去揉按、捶击痛处以减轻痛苦，或用一种楔状石块叩击身体，或放出一些血液以缓解疼痛，这样就逐步创造了以砭石为工具的医疗方法，这就是针刺的萌芽。

　　《山海经》记载有"高氏之山，有石如玉，可以为箴。"这是我国远古人类以砭石代针治病的佐证。

　　至秦汉时期，针具已由石针、骨针、竹针而逐步发展成为金属针。金属针具发展到现在，经历了铜、铁、银、合金及不锈钢针具等阶段。灸法产生于火的使用之后。人们发现身体某部位的病痛经火的烧灼、烘烤而得以缓解或解除，起初用兽皮或树皮包裹烧热的石块、砂土进行局部热熨，后来发展以点燃树枝或干草烘烤来治疗疾病，通过对比总结，发现艾叶具有易于燃烧、气味芳香、资源丰富、易于加工贮藏等特点，于是定型于易燃而具有温通经脉作用的艾叶作为灸治的主要材料，从而使灸法和针刺一样，成为防病治病的重要方法。

　　针灸在南北朝时期就开始东传朝鲜、日本等国，13世纪以前，通过丝绸之路逐渐西行，传到西亚等地，对当时的阿拉伯医学发展产生了有一定的影响。

　　近年来，国际上掀起了一股持久不衰的针灸热。1984年，世界卫生组织（WHO）官员中岛宏宣布：针灸医学已成为世界通行的一门新的医学学科。世界针灸学会联合会筹备委员会于1984年8月在北京成立，1987年11月在中国举行了成立大会。传统的中国针灸疗法已经走向世界。

第二节　针灸用具的发展

一、起源——砭石

　　砭石是古代的一种石器，《说文解字》说："砭，以石刺病也。"是经过磨制而成的原始工具，可以看作是最初的"针具"。有关砭石的记载很多，如《山海经》曰："高氏之山，其上多玉，其下多箴石。"晋。郭璞注："可以为砥（砭）针，治痈肿者。"《素问。异法方宜论》"东方之域，……荤病皆为痈疡，其治宜砭石。"唐。王冰注："砭石，谓以石为针也。"

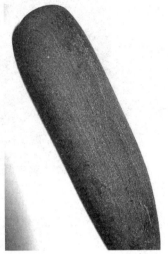

砭石的实物，近年来在考古工作中有了新的发现，如1963年在内蒙古自治区多伦旗头道洼新石器时代遗址出土了一根磨制的石针，长4.5厘米，一端有锋，呈四棱锥形，经考古与医史专家鉴定，这枚石针出于距今1万年至4000年前的新石器时代，认为它是针刺的原始工具——砭石（图3-1）。又如，山东省微山县两城山出土的东汉画像石有4块刻有半人半鸟的神物，手握一针形器物，刺向患者肢体。根据出土文物和文献的记载证实，"砭石者，亦从东方来"（《素问。异法方宜论》），砭石发明于我国东部的山东一带，后来逐渐推广到各地。

图3-1　出土的古代砭石

二、其他针具——骨针、竹针、陶针

古代的针具除砭石之外，还有骨针、竹针的应用。据考究，大约在山顶洞人文化时期，已能制造比较精细的骨针，在距今6000~7000年前的新石器时代遗址中，发现有不少各种各样的骨针，这些骨针，也很可能被用来作为医疗工具。（图3-2）此外，从古代"箴"字的字形，也可以推断在古代某一时期，有竹制针具存在（图3-3）。仰韶文化时期，黄河流域发展了彩陶文化，随之出现了陶针（图3-4）。

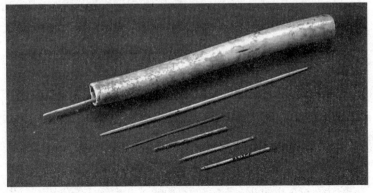

图3-2　阿善遗址出土的骨针和针筒

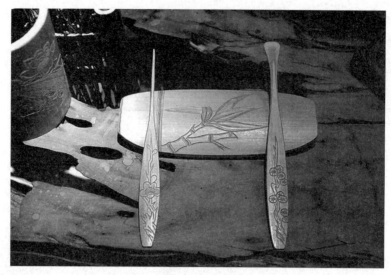

图 3-3　竹针

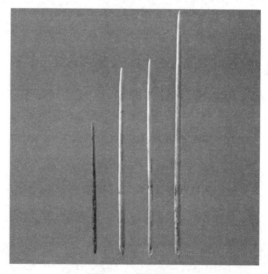

图 3-4　陶瓷针

三、针具的演变——铜针、金针、银针

夏、商、周时代，由于青铜器的广泛应用，为针具的改进和提高提供了物质条件，于是就有了金属针具如青铜针的出现。《内经》中记述的"九针"就是萌芽于这个时期。《帝王世纪》中就有关于"伏羲制九针"的记载，"九针者，亦从南方来"（《素问。异法方宜论》）是指我国南方地区多从事金属针具的制造，这

是证明当时有各种针具存在的史实（图3-5～图3-7）。春秋时代出现了铁器，冶炼术又有了进一步的发展和提高，自战国到秦汉，砭石才逐渐被九针取代。针具由砭石到九针，标志着针具的形成。

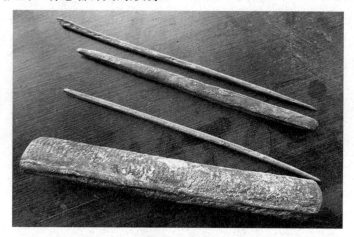

图3-5　铜针

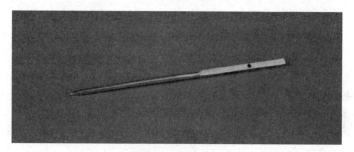

图3-6　西汉金针

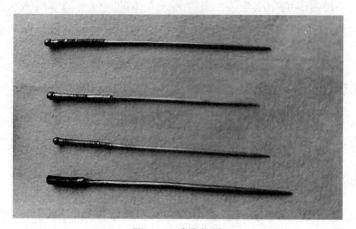

图3-7　清代银针

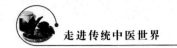

四、现代——不锈钢针

从砭石到九针，经历了一个比较漫长的历史时期。现代科技高度发达，冶金技术日益提高，出现了由不锈钢制成的针具，由于这种毫针具有许多优点，现广泛应用于临床（图 3-8）。特别是 20 世纪的后 50 年，针具的品种亦趋多样，如电针、光针、磁针等亦相继问世，应用于临床，取得了较好的疗效。

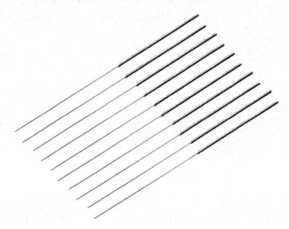

图 3-8 不锈钢针

第三节　针刺治病原理

针灸是一种古老的中医疗法，通过刺激人体的穴位来调整机体的生理和病理状态，达到治疗疾病、保健强身的目的。针灸的作用机理比较特殊，主要有以下几点：

一、疏通经络

中医认为，人体内部存在着经络系统，贯穿全身，是人体生理活动的重要途径。针灸可以刺激经络，疏通经脉，使得机体的气血畅通，从而促进身体健康。

二、调节脏腑

中医认为，人体的脏腑有着密切的联系和相互作用。通过针灸刺激特定穴位，可以调节脏腑功能，改善病理状态，达到治疗疾病的效果。

三、提高免疫力

针灸刺激穴位可以促进机体的免疫功能，增强抗病能力。研究表明，针灸可以促进人体内的淋巴细胞、NK细胞等免疫细胞的增生，从而提高机体的免疫力。

四、调和阴阳

中医认为，阴阳失调是导致人体疾病的原因之一。通过针灸刺激穴位，可以调节阴阳平衡，从而恢复人体正常的生理状态。

五、化瘀通络

针灸有助于改善机体的微循环，增强组织的氧气供应和代谢，促进瘀血的吸收，从而起到化瘀通络的作用。

总之，针灸是一种有效的中医疗法，通过刺激穴位，调节人体内部的生理和病理状态，促进身体健康。但需要注意，针灸也有一定的禁忌人群和注意事项，需要在专业医生的指导下进行。

第四节　认识经络

一、经络的起源

经络是如何起源与形成的，依据现存的医史资料尚难以确考。较有影响的观点可综括为以下几种。

（一）由点到线说

经络始于相同功能的针刺穴位归纳之说，即经络的形成主要是以穴位的主治功能为基础，由穴位的"点"推演到经络的"线"而发展起来的，是关于经络起源与形成的一个颇有影响的观点，首倡者当推老一辈针灸学家陆瘦燕先生。

（二）由线到点说

由于马王堆汉墓出土的《阴阳十一脉灸经》和《足臂十一脉灸经》这两部先

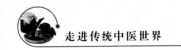
于《内经》的文献论述经脉均有脉无穴，且十一脉彼此孤立，不成网络；涉及一些脏腑，但无四肢和内脏由经脉相连的记载，更没有后世十二经内联十二脏的说法，与《内经》有关经络的论述有着显著的不同。

（三）血管发现说

毛良根据"帛书经脉"和《内经》有关经络的记载中有"血"及"脉"等字眼，提出了经络始自古人对血管认识的新观点。认为古人在解剖生理学上对于有形的血、脉和心的认识，就是经络学说的起源。两部《灸经》中对于十一脉及其循行途径、所属病证的提出和描述，是起源于古人对于血、脉与心的解剖生理学以及"寒、脉、痛、灸"的病因病理及治疗学的粗浅认识，否定了经络起源于对针灸穴位的疗效和感传现象总结的上述两种观点

（四）源自气功说

刘精微认为经络起源于古代延年益寿的气功。其主要观点是：先人们为了祛病延年，一定会向往或追求"恬淡虚无"和"精神内守"，很可能在"静中"迈进了"气功"的门槛。在气功练习中，通过意念的贯注，使其气运转于任、督二脉，调整呼吸，凝心一志，则气合全身，在练功时，使真气有规律地在任、督二脉中循行，相互贯注如环无端地运行，这就是经络的起源。

上述各种关于经络起源和形成的学说，之所以未能得到普遍认同，除了他们把各自的学说作为经络起源的惟一源头外，更重要的是漠视"文化选择机制"的缘故。根据"帛书经脉"，特别是《内经》所呈现的经络理论体系及其他有关文献所提供的材料，我们可以说经络的起源是多元的。

二、经络系统的组成

经络系统由十二经脉、奇经八脉、和十二经别、十二经筋、十二皮部，以及十五络脉和浮络、孙络等组成。

（一）十二经脉

手太阴肺经、手厥阴心包经、手少阴心经；手阳明大肠经、手少阳三焦经、手太阳小肠经；足阳明胃经、足少阳胆经、足太阳膀胱经；足太阴脾经、足少阴肾经、足厥阴肝经。

（二）奇经八脉

任脉、督脉、冲脉、带脉、阴维脉、阳维脉、阴跷脉、阳跷脉。

三、经络的作用

（一）联系脏腑，沟通内外

经络具有联络脏腑和肢体的作用。人体的五脏六腑、四肢百骸、五官九窍、皮肉筋骨等组织器官通过经络的联系而构成一个有机的整体，完成正常的生理活动。十二经脉及其分支等纵横交错、入里出表、通上达下，联系了脏腑器官，奇经八脉沟通于十二经之间，经筋皮部联结了肢体筋肉皮肤，从而使人体的各脏腑组织器官有机地联系起来。

（二）运行气血，营养全身

经络具有运行气血，濡养周身的作用。气血是人体生命活动的物质基础，全身各组织器官只有得到气血的温养和濡润才能完成正常的生理功能。经络是人体气血运行的通道，能将营养物质输布到全身各组织器官，使脏腑组织得以营养，筋骨得以濡润，关节得以通利。所以《灵枢。本藏》指出："经脉者，所以行气而营阴阳，濡筋骨，利关节者也。，"指明了经络具有运行气血、协调阴阳和营养全身的作用。

（三）抗御病邪，保卫机体

营气行于脉中，卫气行于脉外，随经脉和络脉密布于周身，加强了机体的防御能力，起到了抗御外邪、保卫机体的作用。故《灵枢。本藏》又说："卫气和则分肉解利，皮肤调柔，腠理致密矣。"当疾病侵犯时，孙络和卫气发挥了重要的抗御作用。如《素问。缪刺论》所说："夫邪客于形也，必先舍于皮毛，留而不去，入舍于孙脉，留而不去，入舍于络脉，留而不去，入舍于经脉，内连五脏，散于肠胃。"

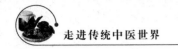

四、认识十四经脉

（一）手太阴肺经

1. 手太阴肺经的循行走向

手太阴肺经属于全身十二经脉之一，分布于胸前、上肢内侧前、拇趾桡侧，本经首穴是中府，末穴是少商，左右各 11 穴（图 3-9）。

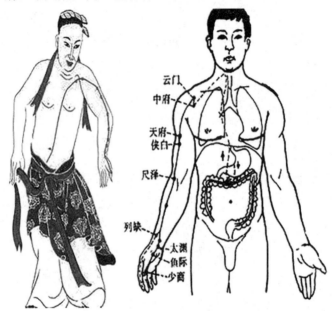

图 3-9　手太阴肺经

2. 手太阴肺经主要诊治病症

手太阴肺经具有止咳平喘，通络止痛的功效，可以治疗肺系疾病、胃肠道疾病等疾病。

（1）肺系疾病

可以通过按摩太渊、鱼际等手太阴肺经上的穴位，治疗肺系疾病，缓解喘息气短、胸部满闷、咳嗽咳痰、咽喉肿痛、心烦等不适症状。

（2）胃肠道疾病

由于肺与大肠相表里，所以手太阴肺经中的穴位，也可以用于胃肠道疾病的治疗，如尺泽。

（3）其他

也可以用于肺经循行部位的疼痛的调理，如前臂的内侧，由于气滞血瘀出现了麻木、疼痛等症状，可以按摩尺泽、孔最、列缺等穴位。如果是治疗头部以及颈部疼痛，可以按摩列缺等穴位。

如果患者出现手太阴肺经相对应的病症，比如出现咽喉肿痛、咳喘等病症，除了用手太阴肺经的穴位治疗以外，也可以在医生的指导下，联合中药辨证治疗。

（二）手阳明大肠经

1. 手阳明大肠经的循行走向

经脉分布于食指、上肢外侧前、肩前、颈、颊、鼻旁。其络脉、经别分别与之内外相连，经筋分布于外部。本经首穴是商阳，末穴是迎香，左右各 20 穴。

2. 手阳明大肠经主要诊治病症

（1）主治

头面五官疾患、咽喉病、热病、皮肤病、肠胃病、神志病等及经脉循行部位的其他病证。

（2）虚症

腹痛，腹鸣腹泻、大肠功能减弱、肩膀僵硬、皮肤无光泽、肩酸、喉干、喘息、宿便等。

（3）实症

腹胀、易便秘、易患痔疮、肩背部不适或疼痛、牙疼、皮肤异常、上脘异常等。

（三）足阳明胃经

1. 足阳明胃经的循行走向

足阳明胃经分布在身体的正面，从眼部下边的承泣穴开始向下走，一直到脚部的厉兑穴，贯穿全身（图 3-10）。本经首穴是承泣，末穴是厉兑。左右各45穴。

2. 足阳明胃经主要诊治病症

①主治胃肠病、头面五官病以及经脉循行部位的其他病证。

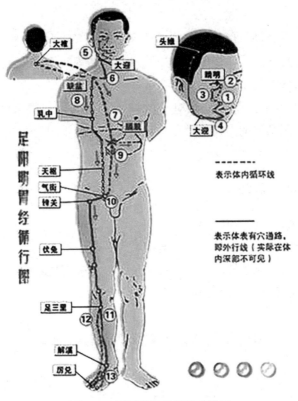

图 3-10 足阳明胃经循行路线图

②治疗胃痛、呕吐、便秘、口歪、齿痛、流涎、头痛、眩晕、癫狂等疾病。

③除此之外，对足阳明胃经的穴位进行针灸、推拿等治疗，也对经脉循行所过部位的病证具有一定的治疗作用。

临床在使用足阳明胃经治疗疾病时，应根据具体病证来选择合适的穴位，在医生指导下进行针灸、推拿等手法治疗，以起到较佳的治疗效果。

（四）足太阴脾经

1. 足太阴脾经的循行走向

起于足小趾内侧端，沿着大腿内侧前缘向下，然后再绕过大腿内侧前缘，到达腹部。其支脉从大趾内侧端出，沿着大腿内侧前缘向下，进入腘窝。然后再沿着大腿内侧前缘，进入腹部。本经首穴是隐白，末穴是大包，左右各21穴位。

2. 足太阴脾经主要诊治病症

①脾胃病，妇科，前阴病及经脉循行部位的其他病证。

②胃脘痛、食则呕、嗳气、腹胀、便溏、黄疸、身重无力、舌根强痛、

③下肢内侧肿胀、厥冷、足大趾运动障碍等。

（五）手少阴心经

1. 手少阴心经的循行走向

经脉分布于腋下、上肢内侧后缘、掌中及手小指桡侧。其络脉、经别分别与之内外连接，经筋分布于外部（图3-11）。本经首穴是极泉，末穴是少冲，左右各9穴。

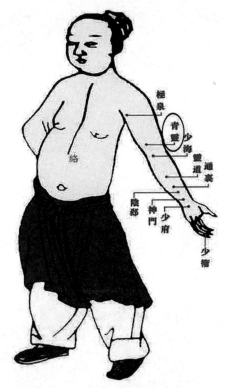

图3-11　手少阴心经循行路线图

2. 手少阴心经主要诊治病症

（1）心脏疾病

通过按摩、针灸手少阴心经的穴位能够治疗各种心脏疾病，比如冠心病、心律不齐或者心肌病等。

（2）肺部疾病

如果患有肺部疾病，比如咳嗽、气喘等，也可通过刺激手少阴心经的穴位进

行治疗。手少阴心经联系的脏腑除了心脏、心系之外也包括肺部，通过对该经的腧穴进行按摩、针灸或者艾灸，可以改善胸肺部疾病的病情。

（3）肌肉或神经疼痛

手少阴心经循行路线上的肌肉或者神经出现疼痛等不适症状，皆可以利用手少阴心经的穴位进行治疗，比如臂丛神经损伤、上肢疼痛等。

（六）手厥阴心包经

1. 手厥阴心包经的循行走向

经脉分布于人体胸胁、上肢内侧中部、手掌及中指，首穴为天池，末穴为中冲。左右各9穴。

2. 手厥阴心包经主要诊治病症

（1）心胸病症

心痛，心悸，胸闷。

（2）神志病

晕厥，癫痫，失眠。

（3）经脉循行处不适

肘臂痛，手掌多汗。

（4）其他

胃痛，口臭，咳喘，乳腺炎。

（七）手少阳三焦经

1. 手少阳三焦经的循行走向

经脉起于无名指，止于眉梢，分布在上肢外侧、肩颈及头面部。首穴为关冲，末穴为丝竹空，左右各23穴。

2. 手厥阴心包经主要诊治病症

①治疗侧头、耳、目、咽喉、胸胁（胸部和肋骨部位的统称）病。

②热病。

③经脉循行部位的其他病证。

（八）足少阳胆经

1. 足少阳胆经的循行走向（图3-12）

分布于头、躯干以及下肢的外侧。在目外侧起，向上达到额角，向后行至耳后的风池穴，经过肩颈部下入缺盆。其中一条支脉，从耳后进入耳中，到达耳前，并到达眼睛外侧，外眼部的支脉。从眼部下行到大迎穴，再向上到达颧骨部，经颊车穴颈部向下合于缺盆穴。缺盆部发出的一支进入胸腔，通过横膈，联系肝胆，经胁肋部，下入腹股沟处。再经外阴部，进入髋关节部。从缺盆处发出的外支，下行经过腋下侧胸部季肋部。与前脉会合于髋关节部，再向下沿大腿外侧行于外踝前，止于足背第四趾的外侧。首穴瞳子髎，末穴足窍阴，左右各44穴。

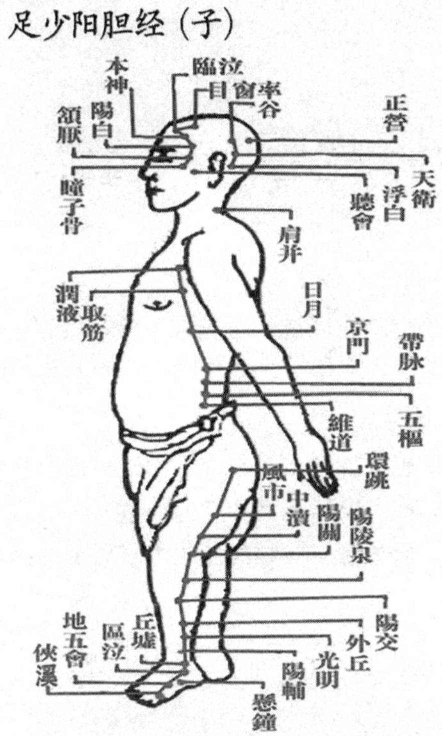

图 3-12　足少阳胆经循行路线图

2. 足少阳胆经主要诊治病症

①侧头、眼、耳、鼻、喉、胸胁等部位病症。

②肝胆、神经系统疾病、发热病。

③以及本经所过部位的病证。

（九）足厥阴肝经

1. 足厥阴肝经的循行走向

经脉起于足大趾背侧的丛毛处，沿足背内侧向上至内踝前一寸处，向上沿小腿内侧缘上行，至内踝上 8 寸处交出于足太阴脾经的后面，上行过膝内侧，沿大腿内侧中线进入阴毛中，绕过生殖器，至小腹，挟胃两旁，属于肝脏，联络胆腑，向上穿过膈肌，分布于胁肋部，沿喉咙之后，向上进入鼻咽部，上行连接目系（眼球连系于脑的部位），出于前额，上行与督脉会于头顶部。首穴大敦，末穴期门，左右各 14 穴。

2. 足厥阴肝经主要诊治病症

①妇科疾病。

②肝病。

③眼部疾病。

④神经系统疾病等都是有很好的效果的。

（十）手太阳小肠经

1. 手太阳小肠经的循行走向

手太阳小肠经起于小拇指，绕过手背进入上臂，然后从肩膀周围绕行进入头面部，最后终止于内眼角。首穴少泽，末穴听宫，左右各 19 穴。

2. 手太阳小肠经主要诊治病症

①治疗各种面部的疾患，如眼干、眼涩、面瘫、面肌痉挛、三叉神经痛、鼻炎、过敏性鼻炎，鼻渊等都可以选择小肠经的穴位。

②主治各种肩周炎，肩膀疼、肩膀活动不力、肩关节屈伸不利等都可以选择小肠经来进行治疗。

（十一）足太阳膀胱经

1. 足太阳膀胱经的循行走向

经脉循行由内眼角开始，经过上额部，最终与其他经脉交会于头顶。足太阳膀胱经有一条主干和两条支脉。主干从头顶进入，分出两条支线，一条沿着肩胛骨内侧到达腰部，一条从腰部进入腘窝；第一条支脉从肩胛骨内侧下行，沿着大腿外侧进入小趾外侧；第二条支脉从头顶下行进入耳尖。首穴睛明，末穴至阴，左右各 67 穴。

2. 足太阳膀胱经主要诊治病症

①主治泌尿生殖系统疾病、神经精神方面疾病、呼吸系统疾病、循环系统疾病、消化系统疾病和热性病。

②还可治疗本条经脉所经过部位的病症。

（十二）足少阴肾经

1. 足少阴肾经的循行走向

经脉循行路线是从足底的后外侧缘开始，循行至头部、喉部、面部、臀部、腿部。首穴涌泉，末穴俞府，左右各 27 穴。

2. 足少阴肾经主要诊治病症

①主治泌尿生殖系统、神经精神方面病症、呼吸系统、消化系统和循环系统某些病症，

②本经脉所经过部位的病症。

（十三）任脉

1. 任脉的循行走向

经脉起于小腹内，从盆腔起之后往下出于会阴部，然后从阴毛部位向上运行一直到脐，沿着脐上到咽喉的位置，然后循着颈部正中线上到下颌，上到面部之后在下颌这里环唇，环唇之后进入眶下跟眼睛相联系（图 3-13）。首穴会阴，末穴承浆，共 24 穴。

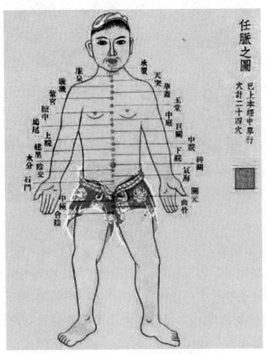

图 3-13　任脉循行路线图

2. 任脉主要诊治病症

①主治腹部、胸部、颈、咽喉、头面等局部病证和相应的内脏病证。

②部分腧穴有强壮作用或治疗神志病。

（十四）督脉

1. 任脉的循行走向

起于会阴，依次穿过肛门、骶尾部、腰骶交界处的后正中线，抵达大椎穴处。之后沿后正中线向上，途经风池、百会等穴位，最后穿过头顶、前额，到达上唇（图3-14）。首穴长强，末穴龈交，共28穴。

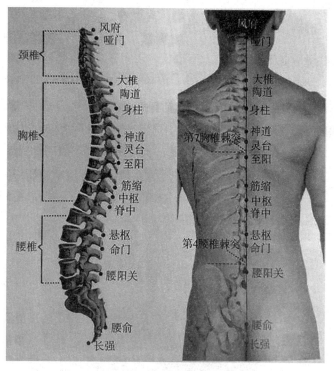

图3-14　督脉循行路线图

2. 督脉主要诊治病症

①督脉是主一身阳气，督脉起于人体的胞宫，人的元气或叫肾气，从胞宫起源后沿督脉向上到达头顶，人体阳气的调节作用，主要依赖于督脉，对于阳虚等这类型的问题导致的腰膝酸软，精冷不育、头部的髓海空虚引起的头癣、耳鸣等，都是可以取督脉来治疗。

②督脉沿脊柱上行，脊柱的病变可以用督脉来治疗，比如脊椎的疼痛，包括

颈椎、腰椎、胸椎等椎体的问题，都可以取督脉的穴位来治疗。

③促进和调节其他经络的阳气督脉在经络学角度来讲叫做阳脉之海，其他经络的阳气特别是足太阳膀胱经，这个经脉的阳气也是有助于督脉阳气的给予补助和调节，所以足太阳膀胱经出现病变也就是背部出现病变，也可以用督脉的穴位来治疗。

第五节　认识腧穴

一、腧穴概述

（一）腧穴的概念及起源

1. 概念

腧穴是指脏腑经络之气输注于体表的部位，也是针灸、推拿等疗法主要的施术部位。《黄帝内经》又称之为节、会、气穴、气府等；《针灸甲乙经》中则称之为孔穴；《太平圣惠方》有称做穴道；《铜人腧穴针灸图经》通称为腧穴；《神灸经纶》则称为穴位。

2. 起源

腧穴是人们在长期的医疗实践中发现的治病部位。远古时代，我们的祖先当身体某一部位或脏器发生疾病时，在病痛局部砭刺、叩击、按摩、针刺、火灸，发现可减轻或消除病痛。这种"以痛为输"所认识的腧穴，既无定位，又无定名，是认识腧穴的最初阶段。

在医疗实践中，对体表施术部位及其治疗作用的了解逐步深入，积累了较多的经验，认识到有些腧穴有确定的位置和主治的病证，并给以位置的描述和命名。这是腧穴发展的第二阶段，即定位、定名阶段。

随着对经络以及腧穴主治作用认识的不断深化，古代医家对腧穴的主治作用进行了归类，并与经络相联系，说明腧穴不是体表孤立的点，而是与经络脏腑相通。通过不断总结、分析归纳，逐步将腧穴分别归属各经。这是腧穴发展的成熟阶段，即定位、定名、归经阶段。

（二）腧穴的分类

腧穴分为十四经穴、奇穴和阿是穴三类。

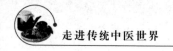
1. 十四经穴

十四经穴是指分布在十二经脉和任督二脉上的腧穴，即归属于十四经的穴位，总称"十四经穴"，简称"经穴"。经穴具有固定的名称和位置，分布在十四经循行路线上，有明确的主治病证，是腧穴的主要组成部分。2006年颁布的《中华人民共和国国家标准腧穴名称与定位》（GB/T 12346.2006）中，经穴总数为362个。

2. 奇穴

奇穴是指未归属于十四经穴范围，但有固定名称和位置的经验效穴，统称"经外奇穴"，简称"奇穴"。奇穴是在"阿是穴"的基础上发展起来的，这类腧穴的主治范围比较单一，多数对某些病证有特殊疗效，如百劳穴治瘰疬，四缝穴治小儿疳积等。奇穴的分布较为分散。历代对奇穴记载不一，也有一些奇穴在发展过程中被归入经穴。

3. 阿是穴

阿是穴又称天应穴、不定穴等，是以压痛或其他反应点作为刺灸的部位，既不是经穴，又不是奇穴，而是按压痛点取穴。这类穴既无具体名称，又无固定位置，多位于病变附近，也可在与病变距离较远处。阿是穴无一定数目。

（三）腧穴命名的原则

1. 根据所在部位命名

即根据腧穴所在的人体解剖部位而命名，如腕旁的腕骨，乳下的乳根，面部颧骨下的颧髎，第7颈椎棘突下的大椎等。

2. 根据治疗作用命名

即根据腧穴对某种病证的特殊治疗作用命名，如治目疾的睛明、光明，治水肿的水分、水道，治面瘫的牵正。

3. 利用天体地貌命名

即根据自然界的天体名称如日、月、星、辰等和地貌名称如山、陵、丘、墟、溪、谷、沟、泽、池、泉、海、渎等，结合腧穴所在部位的形态或气血流注的状况而命名，如日月、上星、太乙、承山、大陵、商丘、丘墟、太溪、合谷、水沟、曲泽、涌泉、小海、四渎等。

4. 参照动植物命名

即根据动植物的名称，以形容腧穴所在部位的形象而命名，如伏兔、鱼际、犊鼻、鹤顶、攒竹、口禾髎等。

5. 借助建筑物命名

即根据建筑物来形容某些腧穴所在部位的形态或作用特点而命名，如天井、印堂、巨阙、脑户、屋翳、膺窗、库房、地仓、气户、梁门等。

6. 结合中医学理论命名

即根据腧穴部位或治疗作用，结合阴阳、脏腑、经络、气血等中医学理论命名，如阴陵泉、阳陵泉、心俞、三阴交、三阳络、百会、气海、血海、神堂、魄户等。

（四）腧穴的作用

腧穴的主要生理功能是输注脏腑经络气血，沟通体表与体内脏腑。

1. 诊断疾病作用

由于腧穴有沟通表里的作用，内在脏腑气血的病理变化可以反应于体表腧穴，相应的腧穴会显出压痛、酸楚、麻木、结节、肿胀、变色、丘疹、凹陷等反应。因此利用腧穴的这些病理反应可以帮助诊断疾病。

2. 治疗疾病的作用

通过针灸、推拿等刺激相应腧穴，可以疏通经络，调节脏腑气血，达到治病的目的。腧穴不仅能治疗该穴所在部位及相邻组织、器官的局部病证，而且能治疗本经循行所及的远隔部位的组织、器官、脏腑的病证。此外，某些腧穴还有特殊的治疗作用，可专治某病。如至阴穴可矫正胎位，治疗胎位不正。

二、常用穴位运用举例

（一）列缺

1. 位置

桡骨茎突上方，腕横纹上 1.5 寸，两手十指交叉指尖所指位置（图 3-15）。

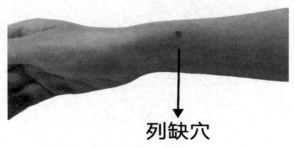

图 3-15　列缺穴

2.主治疾病

头痛、颈项疼痛、咳嗽、气喘、咽喉肿痛、牙痛等。

（二）合谷

1.位置

手背第一、二掌骨之间，第二掌骨桡侧中点处（图3-16）。

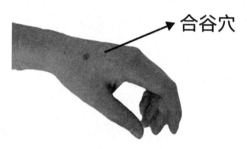

图3-16　合谷穴

2.主治疾病

感冒、头痛、牙痛等，孕妇禁用。

（三）足三里

1.位置

在小腿外侧，距胫骨前缘一横指，犊鼻穴下3寸（图3-17）。

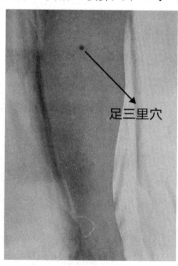

图3-17　足三里穴

2. 主治疾病

腹胀呕吐，胃痛，消化不良。保健要穴，可以提高人体免疫力。

（四）三阴交

1. 位置

在内踝窝点上 3 寸（图 3-18）。

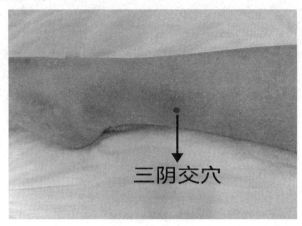

图 3-18 三阴交穴

2. 主治疾病

脾胃虚弱，消化不良，月经不调，失眠，神经性皮炎等。

（五）神门

1. 位置

在尺侧腕屈肌腱的桡侧缘，腕掌横纹尺侧端（图 3-19）。

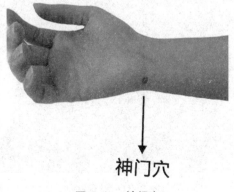

图 3-19　神门穴

2．主治疾病

心痛、心悸、失眠、健忘等。

（六）睛明

1．位置

内眼角稍上方凹陷处（图 3-20）。

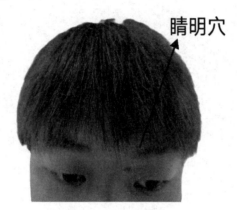

图 3-20　睛明穴

2．主治疾病

眼睛肿痛、近视、色盲、眼部保健。

（七）肾俞

1．位置

在腰部第二腰椎棘突下旁开 1.5 寸（图 3-21）。

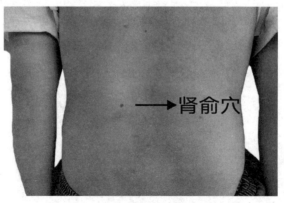

图 3-21　肾俞穴

2. 主治疾病

月经不调，腰膝冷痛，咳喘气少，耳鸣等。

（八）内关

1. 位置

伸臂、仰掌，前臂内侧，腕横纹上 2 寸，两筋之间（图 3-22）。

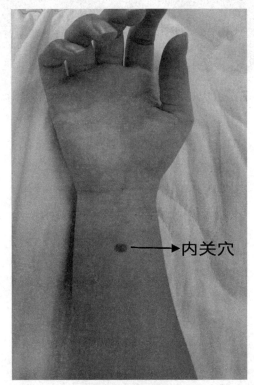

——→内关穴

图 3-22　内关穴

2. 主治疾病

心脏疾病、神经系统疾病、精神障碍、胃痛、呕吐、各种疼痛等。

（九）关元

1. 位置

腹部，前正中线，脐下 3 寸（图 3-23）。

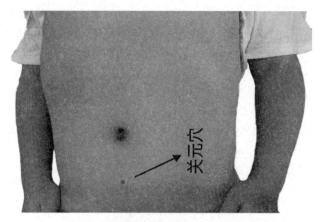

图 3-23 关元穴

2．主治疾病

腹痛、腹疾、尿路感染、月经不调、性功能障碍。

（十）百会

1．位置

在前发际正中直上 5 寸，两耳尖连线与头正中线交点处（图 3-24）。

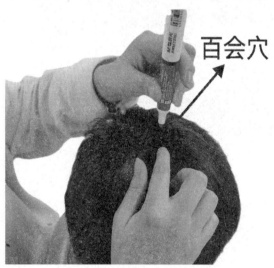

图 3-24 百会穴

2．主治疾病

头痛、眩晕、健忘、耳鸣鼻塞、调节血压。

（十一）曲池

1. 位置

肘区，在尺泽与肱骨外上髁连线中点的凹陷处（图3-25）。

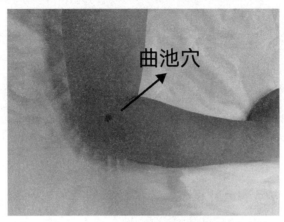

图 3-25　曲池穴

2. 主治疾病

急性咽炎、感冒、急性扁桃体炎、急性胃炎、急性肠炎、荨麻疹、皮炎、湿疹等病症。

（十二）大椎

1. 位置

后正中线上第7颈椎棘突下的凹陷当中（图3-26）。

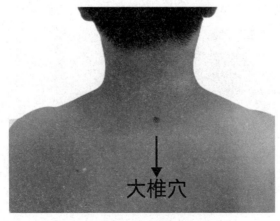

图 3-26　大椎穴

2．主治疾病

各种热证、感冒、头痛、颈椎病等。

（十三）听宫

1．位置

面部耳屏正前方与下颌骨髁突的后方之间的凹陷处（图 3-27）。

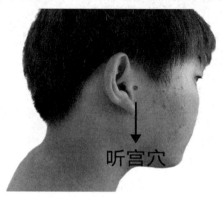

图 3-27　听宫穴

2．主治疾病

耳鸣、耳聋、咽喉疼痛、面部疼痛、牙齿疼痛、下颌部及眼睛和皮肤发黄的黄疸，颈部疼痛不能转动，肩、上肢、臂伸侧面或者后缘疼痛等疾病。

（十四）颊车

1．位置

面部，下颌角前上方一横指（中指）（图 3-28）。

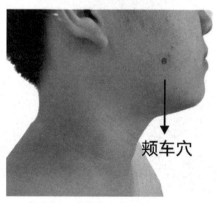

图 3-28 颊车穴

2．主治疾病

面神经麻痹、三叉神经痛、颞颌关节炎、腮腺炎等。

（十五）阳陵泉

1．位置

人体下肢腓骨小头的前下方、膝盖外侧前下方的凹陷中（图3-29）。

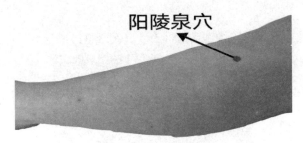

图3-29　阳陵泉穴

2．主治疾病

恶心呕吐、腰膝肿痛、下肢痿痹、胁肋疼痛、湿热黄疸、口苦咽干、半身不遂以及小儿惊风等病症。现代临床上常用于胆道蛔虫症、胆囊炎、膝关节炎、坐骨神经痛以及肝炎等疾病。

（十六）太冲

1．位置

足背侧，当第1跖骨间隙的后方凹陷处（图3-30）。

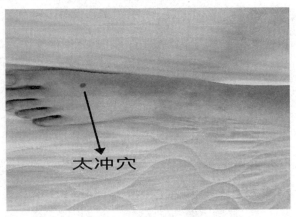

图3-30　太冲穴

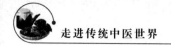
2．主治疾病

胁肋胀痛、心情不畅、郁郁寡欢、失眠多梦等疾病；头痛、头晕、昏厥及视物昏花；目赤肿痛、咽喉不利、月经不调、阳痿、耳聋及耳鸣等经络循行所过的疾病和足部拘挛等腧穴所在之处的疾病。

（十七）肺俞

1．位置

第 3 胸椎棘突下，后正中线旁开 1.5 寸（图 3-31）。

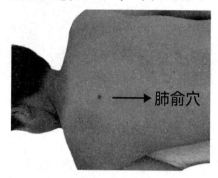

图 3-31　肺俞穴

2．主治疾病

咳嗽、哮喘、感冒、发热、颈肩部疼痛等。

（十八）昆仑

1．位置

外踝和跟腱之间凹陷处（图 3-32）。

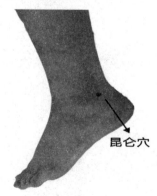

图 3-32　昆仑穴

2．主治疾病

常用于颈椎病，坐骨神经痛，踝关节炎，神经性头痛等疾病的治疗。

（十九）太溪

1．位置

内踝尖与跟腱之间的凹陷处（图 3-33）。

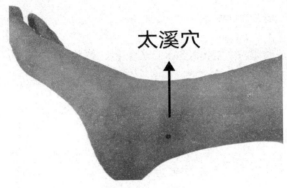

图 3-33　太溪穴

2．主治疾病

尿频、尿急、月经不调、痛经等泌尿生殖系统疾病，以及肾炎、膀胱炎等。

（二十）肩髃

1．位置

肩部，三角肌上，臂外展，或向前平伸时，当肩峰前下方凹陷处（图 3-34）。

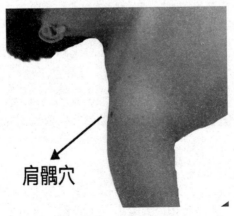

图 3-34　肩髃穴

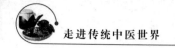

2. 主治疾病

急性脑血管病后遗症，高血压病，肩周炎，乳腺炎，荨麻疹等。

第六节 常用灸法材料——艾叶

一、艾叶的形状特性

完整叶片展平后呈卵状椭圆形，羽状深裂，裂片椭圆状披针形，边缘有不规则的粗锯齿；上表面灰绿色或深黄绿色，有稀疏的柔毛和腺点；下表面密生灰白色绒毛。质柔软。气清香，味苦。

二、艾叶的功效

温经止血，散寒止痛；外用祛湿止痒。

三、艾叶作为灸法使用材料的优点

（一）应用范围广

艾灸既可以治疗疾病的作用，又可以保健。尤其适合慢性疾病，以及风寒湿邪引起的疾病，体质虚弱的人群也可以艾灸特定穴位来起到强身健体的作用。

（二）疗效显著

艾灸治疗有很好的疗效，能够起到活血行气、温通经络、祛风除湿（祛除体内风邪和湿气）、温中散寒（以温暖脾胃的药驱散寒邪）的作用。

（三）操作方便

艾灸主要是通过在特定部位，使用点燃的艾柱或者艾条熏灼的治疗方式，操作简单方便。

（四）经济安全

艾柱或艾条价格低廉易负担，在专业人士操作下进行安全有效。

第七节　冬病夏治——三伏贴

一、什么是冬病夏治

（一）概念

冬病夏治是我国传统中医药疗法中的特色疗法，它是根据《素问·四气调神论》中"春夏养阳"、《素问·六节脏象论》中"长夏胜冬"的克制关系发展而来的中医养生治病指导思想。冬病夏治是指对于一些在冬季容易发生或加重的疾病，在夏季给予针对性的治疗，提高机体的抗病能力，从而使冬季易发生或加重的病症减轻或消失，是中医学"天人合一"的整体观和"未病先防"的疾病预防观的具体运用。常用的治疗方法包括穴位帖敷、针刺、药物内服等，通过在夏季自然界阳气最旺盛的时间对人体进行药物或非药物疗法，益气温阳、散寒通络，从而达到防治冬季易发疾病的目的。

（二）作用机理

冬为阴，夏为阳，"冬病"是指某些好发于冬季或在冬季易加重的虚寒性疾病，由于机体素来阳气不足，又值冬季外界气候阴盛阳衰，以致正气不能祛邪于外，或重感阴寒之邪，造成一些慢性疾病如慢性咳嗽、哮症、喘症、慢性泄泻、关节冷痛、怕冷、体虚易感等反复发作或加重。"夏治"是指在夏季三伏时令，自然界和机体阳气最旺之时，通过温补阳气，散寒驱邪，活血通络等治疗措施，一方面能增强机体抵抗病邪能力，另一方面又有助于祛除阴寒之病邪，从而达到治疗或预防上述冬季易发生或加重的疾病的目的。

（三）方法

由于虚寒性疾病的发病特点常常是在冬季发作或加重，而在夏季缓解或消失，如果在夏季能够在此类疾病相对处于缓解期的时候给予治疗或预防措施，有利于减少或减轻冬季的病证，这正是中医"既发之时治其标，未发之时治其本"之治病原则的体现。夏季虚寒性疾病病情较稳定，针对"虚"采用"补"、针对"寒"采用"热"的治疗方法，如内服温补药物以扶助正气，驱逐寒邪；采用穴

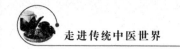

位贴敷、穴位注射等外治方法温通经络、散寒祛邪，都可以达到扶正祛邪、促进疾病好转，以期收到"治病求本"的疗效。

冬病夏治的方法很多，如根据穴位的主治病证，在人体的特定穴位上进行药物贴敷、药物注射、艾灸、埋线、刮痧、拔罐，或内服药物等，其中最具有代表性的治疗措施为三伏天的药物穴位贴敷。

二、什么是三伏贴

（一）概念

三伏贴，是一种膏药，也是一种传统中医的治疗法，结合中医中的针灸、经络与中药学，以中药直接贴敷于穴位，经由中药对穴位产生微面积化学性、热性刺激，从而达到治病、防病的效果。

（二）适应症

三伏贴适用于支气管哮喘、慢性支气管炎、支气管扩张、慢性咽炎、鼻炎、慢性阻塞性肺病、反复上呼吸道感染、肺气肿、肺心病等呼吸系统疾。

（三）治疗方法

三伏贴疗法对支气管哮喘、肺气肿、过敏性鼻炎等冬天易发作的宿疾，在一年中最热的三伏天（这段时间是人体阳气最盛的），以辛温祛寒药物贴在背部不同穴位治疗，以减轻冬季气喘发作的程度。

（四）注意事项

①贴敷时间宜在晴天上午，一般成人贴敷 6～8 小时，儿童 2～4 小时。根据个体差异，贴敷时间也可以做适当调整。贴敷期间，慎食辛辣、海鲜、羊肉、蘑菇等发物。

②贴敷后局部皮肤微红或有色素沉着、轻度搔痒均为正常反应。

③贴敷后皮肤局部出现刺痒、灼热、疼痛感觉时，应立即取下药膏，清除局部残余药物，禁止抓挠，不宜擅自涂抹药物，一般可自行痊愈。

④尽量保持涂药处的干燥，不要对着空调的冷风吹。在贴敷期忌食生冷、油腻、辛辣的食物。不要吃高蛋白、虾蟹类海鲜。贴药当天不能游泳，4～6 个小时内不要洗冷水澡。

⑤建议接受冬病夏治的患者要在饮食、生活上有所节制，不要贪凉。要远离空调，因为进入空调房后，皮肤毛孔收缩，影响药物的渗入；还应少吃冷饮，冷饮不但伤及脾胃，还可使沉积在体内的寒气凝滞，影响疗效。

⑥三伏敷贴不是治疗慢性病的特效药，不能完全替代其他治疗，原来在服药的慢性病患者，不要盲目减药、停药。

第四章

中医推拿

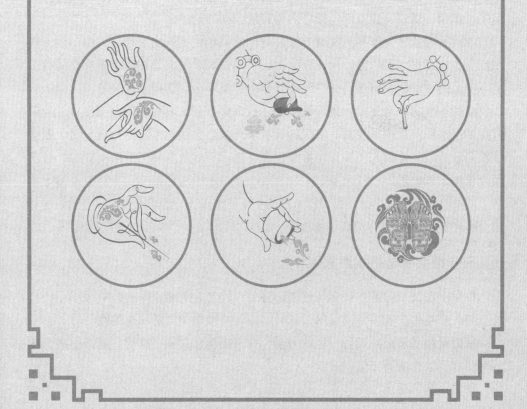

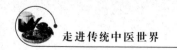

第一节 推拿概述

一、什么是推拿

推拿是中医用手或借助器具在人体经络、穴位等部位用推、拿、提、捏、揉等手法进行治疗。为一种非药物的自然疗法、物理疗法。

二、推拿的历史沿革

推拿手法源于人类最初的本能动作，如摩擦取暖、抚按伤痛、母婴间抚摸及人体间相互触摸等。甲骨文记载手法的代称和基本手法为"拊"。

江陵张家山早期汉墓出土的《引书》中有"摩足跗""摇指"等手法，并记载了颞颌关节半脱位的口内复位法；《五十二病方》中载有按、摩、搔、刮等10余种手法，并有按压止血法、药巾按摩法等。《内经》，则对手法的名称、诊断、定位、作用、机理、适应症、禁忌症等有较详细的论述。

汉代张仲景将膏摩列为保健方法。三国时期华佗则提出了推拿失治、误治的观点。晋代葛洪《肘后方》所述手法，已不再是简单的向下按压、摩擦，而有了力点向上的抄举法及挤压、提捏等，并介绍了美容法、指掐急救法等。

唐代王焘《外台秘要》集前世医书，载许多手法，其引文均注明出处，为后世探索手法源流提供了线索。宋代的《圣济总录》重在对手法的分析总结，强调中医辨证施法。金代张子和首将推拿列为汗法。明代危亦林《世医得效方》载悬吊复位法，领先世界600余年。

明清时期，《保婴神术·按摩经》载的小儿推拿八法，《医宗金鉴》的正骨八法对后世影响极大，并形成了多种推拿流派，如点穴推拿，一指禅推拿、内功推拿等。

三、推拿手法基本要求

推拿手法技术的基本要求是持久、有力、均匀、柔和、深透。

持久是指手法能够持续运用一定时间，保持动作和力量的连贯性。

有力是指手法必须具备一定的力量，并根据治疗对象、体质、病证虚实、施治部位和手法性质而变化。

均匀是指手法动作的节奏、频率、压力大小要一定。

柔和是指手法动作的轻柔灵活及力量的缓和，不能用滞劲蛮力或突发暴力，要"轻而不浮，重而不滞"。

深透在手法治疗过程中，患者对手法刺激的感应和手法对机体的治疗效应，要求手法克服各种阻力后作用于体表，使力透皮入内，直达组织深层，同时避免对正常组织造成损伤。操作手法时强调吸定施术部位，力量集中并维持足够的治疗时间。

以上要求是密切相关、相辅相成的。持久能使手法逐渐深透有力，均匀协调的动作可使手法更趋柔和，而力量与技巧相结合则使手法既有力又柔和，即所谓"刚柔相兼"。在手法的掌握中，力量是基础，手法技巧是关键，两者必须兼有。

四、推拿的作用

（一）疏通经络

《黄帝内经》说："经络不通；病生于不仁，治之以按摩"，指明推拿按摩有疏通经络的作用。如按揉足三里、推脾经可增加消化液的分泌功能等。

从现代医学角度来看，推拿按摩可通过刺激末梢神经，促进血液、淋巴循环及组织间的代谢，协调各脏腑组织、器官间的机体功能，使机能的新陈代谢水平有所提高。

（二）调和气血

明代养生家罗洪在《万寿仙书》里说："按摩法能疏通毛窍，能运旋荣卫"。这里的"运旋荣卫"就是调和气血之意。推拿按摩是以柔软、轻和之力，循经络、按穴位，施术于人体，通过经络的传导来调节全身，借以调和营卫气血，增强机体健康。

现代医学认为：推拿手法的机械刺激，通过将机械能转化为热能的综合作用，以提高局部组织的温度，促使毛细血管扩张，改善血液和淋巴循环，使血液粘滞性减低，降低周围血管阻力，减轻心脏负担，故可防治心血管疾病。

（三）提高肌体免疫力

推拿按摩能够疏通经络，使气血周流、保持机体的阴阳平衡，具有抗炎、退热、提高免疫力的作用。所以推拿按摩后可感到肌肉放松、关节灵活，使人精神振奋，消除疲劳，对保证身体健康有重要作用。

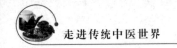

（四）终结组织黏连

推拿按摩过程中疏通经络、调和气血，则能使自愈机制运行中所产生的垃圾顺利排出体外，不至于因过多的垃圾堵塞了经络，导致组织黏连，继而形成新的慢性病。

四、推拿手法的分类

推拿手法名称见之于文字的多达400多种，常用100余种。这些手法的命名，有的按动作方式，如推、拿、按、摩等；有的按动作形象，如狮子滚绣球、凤凰单展翅等；有的根据手法作用，如通、和、舒、补等；有的根据施术部位，如开天门、打马过天河等；有的按操作过程，如开手、收式等。通常根据推拿手法的动作形态将其分为6类。

（一）摆动类手法

以指或掌、腕关节做协调的连续摆动动作，包括一指禅推法、缠法、㨰法和揉法等。

（二）摩擦类手法

以掌、指或肘贴附在体表作直线或环旋移动，包括摩法、擦法、推法、搓法、抹法等。

（三）挤压类手法

用指、掌或肢体其他部位按压或对称挤压体表，包括按、点、压、拿、提、挤、捻等。

（四）振动类手法

以较高频率的节律轻重交替刺激，持续作用于人体，包括抖法、振法等。

（五）叩击类手法

用手掌、拳背、手指、掌侧面和桑枝棒等叩打体表，包括拍法、击法、弹法等。

（六）运动关节类手法

使关节做被动活动的一类手法，包括摇法、扳法、拉法等。

关于推拿手法的动作和名称，各家说法不一，有的手法动作相似而名称不同，有的名称相同而动作各异。

现代临床常用的手法主要有推法、拿法、按法、摩法、滚法、擦法、摇法、扳法、拉法、振法、击法、理法等。这些手法可以单独使用，也可把两种手法结合起来组成复合手法，如按揉法、掐揉法、拿捏法等。

五、推拿的适应症和禁忌症

（一）适应症

中医推拿属于物理治疗方法，用于治疗疏通经络、滑利关节，经络遍布于全身，沟通人体的内外，组成整体联系。而推拿手法能影响到内脏及其他部位，所以中医推拿的适应症比较广泛。常见的有关节肌肉扭伤、肌肉萎缩、偏颜面神经麻痹、颜面肌肉痉挛等，还包括功能性疾病，比如神经性呕吐、胃下垂、失眠，以及妇女痛经、神经症等。

（二）禁忌症

对于皮肤破损的患者不建议进行推拿，如烧伤、烫伤、裂伤等，以及疔疮、脓肿等局部皮肤炎症等，以免加重皮肤的破损的情况。另外，感染性疾病，如丹毒、疥疮等，以及猩红热、肺结核、梅毒等急性传染病均不适合推拿，避免传染给其他人。

此外，不建议在饱食后或者是酒后，甚至于在剧烈的运动过后，做推拿治疗。

六、推拿的注意事项

首先，在推拿按摩前应该注意穿着舒适宽松的衣服，不要戴各种首饰；饭后2小时再进行推拿按摩，过度饥饿或暴食后都不宜进行推拿按摩；妇女在经期、妊娠期、产后1个月内，也不要做推拿按摩，特别是腰部和腹部按摩是绝对禁止的；患有内脏器官疾病、皮肤破损、关节炎症等疾病都不宜推拿按摩。其次，在按摩过程中，按摩的时间太长或者太短都不行，太短达不到效果，太长的话也许或适得其反，要根据情况的不同适当地控制按摩时间来达到效果，在一个部位也不要反复按摩很长时间，保健按摩一般一周去1～2次就行，一次时间也一般在45～60 mid 为宜。最后，如果在按摩推拿过程中，出现心慌、恶心和青紫淤斑等症状时，应立即停止按摩。我们在按摩穴位的时候，手法正确可以减轻人们工作一天的疲惫感，促进身体健康，手法错误也许会适得其反，所以是我们最好先学习一些推拿按摩基本的穴位和相关知识，这样才能让推拿按摩效果达到最佳，零基础就可以学习，平时在家没事的时候，自己也可以给自己做一些简单的按摩。

第二节　常用推拿手法举例

一、一指禅推法

1. 手法操作图片（图4-1）

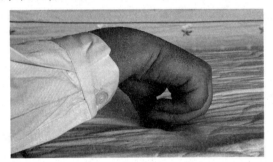

图4-1　一指禅推法

2. 治疗作用
缓解肌肉痉挛、消除疲劳、安神定志、调理气机。

二、擦法

1. 手法操作图片（图4-2）

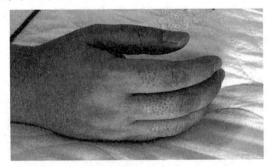

图4-2　擦法

2．治疗作用

舒筋活血，解痉止痛，松解粘连，滑利关节等。

三、揉法

1．手法操作图片（图4-3）

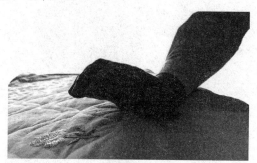

图4-3　掌根揉法

2．治疗作用

促进血液循环，缓解肌肉疲劳和僵硬，消除疼痛和炎症。

四、按法

1．手法操作图片（图4-4）

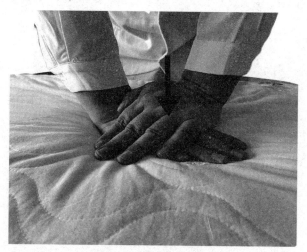

图4-4　双掌重叠按法

2．治疗作用

缓解疲劳、放松肌肉、缓解疼痛等方面。

五、拿法

1. 拿法图片（图 4-5）

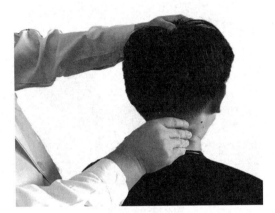

图 4-5　颈部拿法

2. 治疗作用

缓解肌肉痉挛，改善血液循环，促进软组织的修复，减轻疼痛等。

六、摩法

1. 操作图片（图 4-6）

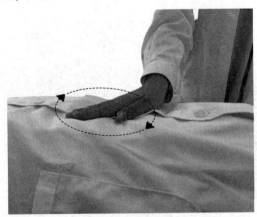

图 4-6　掌摩法

2. 治疗作用

调节情绪、帮助消化、调节睡眠等。

七、推法

1．操作图片（图4-7）

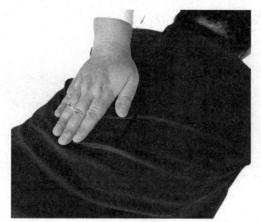

图4-7 掌推法

2．治疗作用

活血通络，解痉止痛，散瘀消肿等作用。

八、弹拨法

1．操作图片（图4-8）

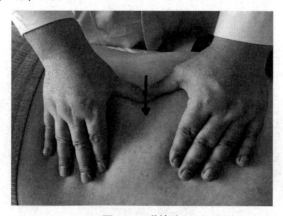

图4-8 弹拨法

2．治疗作用

舒筋活络、疏理肌筋、解痉止痛、松解黏连、回纳脱位小关节、畅通气血、调整脏腑功能。

九、抖法

1. 操作图片（图 4-9）

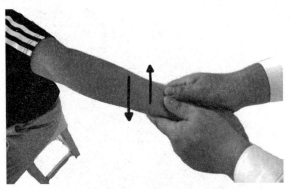

图 4-9　抖上肢

2. 治疗作用

具有放松肌肉、滑利关节的作用。一般作为治疗的结束性手法。用于治疗四肢关节疼痛、肌肉疲劳、运动功能障碍。适用于上肢、下肢、腰部等部位。

十、扳法

1. 操作图片（图 4-10）

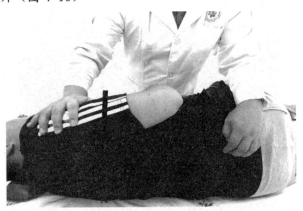

图 4-10　腰部斜板法

2. 治疗作用

临床上常与其他手法配合使用，起到相辅相成的治疗作用。主治关节错位或关节功能障碍。

第五章

中医拔罐

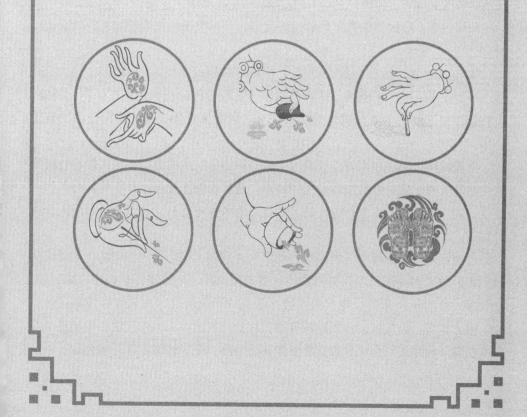

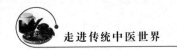

第一节 拔罐概述

一、什么是拔罐疗法

拔罐法是中医非药物疗法常用方法之一。拔罐法又名"火罐法""吸筒疗法",古称"角法"。这是一种以杯罐作工具,借热力排去其中的空气产生负压,使吸着于皮肤,造成郁血现象的一种疗法。

二、拔罐疗法的历史

早在原始社会时期人们就利用牲畜的角,比如牛角、羊角等,将其磨成有孔的筒状。在刺激痈疽后,用角吸出脓血,这便是最早的拔罐疗法。

晋唐时期东晋时期的葛洪,在其所撰写的《肘后备急方》中,提到了用牛角法治疗脱肿的病案。

隋唐时期,拔罐器具有了突破性的改进,开始使用经过削制加工的竹罐进行治疗。

宋金元时期竹罐已经完全代替了兽角。拔罐疗法的名称也改成了"吸筒法"。而且开始出现了药罐,即将竹罐事前在配置好的药物中煮过,用的时候,再将此罐置于沸水中煮,趁热拔在穴位上,以发挥竹罐吸拔和药物外治的双重作用。

明清时期拔罐法在当时已经成为中医外科治疗疾病的重要方法。针对竹罐吸收力差,久置干燥后容易燥裂漏气的缺点,清代出现了陶罐,并正式提出了"火罐"一词。而且其治疗范围也突破了历代以外科为主的治疗范围,开始应用于多种病症。

近现代以后,不仅中医内治法得到了大力发展,中医外治法中的拔罐疗法亦得到不断改善和提高。现代罐具种类扩展到玻璃罐、金属罐、塑料罐、橡胶罐、抽气罐,还有近年来配合现代医疗技术研制的新型罐具,比如红外线罐、磁疗罐、激光罐等。排气方法有吸吮排气法、注射排气法、火力排气法、电动抽气泵排气法等。治疗范围也从少数病症发展到能治疗100多种临床各科疾病。

拔罐疗法不仅在我国深受群众的喜爱，在国外也得到了广泛的应用。如非洲国家至今还有不少民间医生沿用"角法"，日本的"真空净血疗法"、法国的"杯术"等都是属于我国的拔罐疗法。可见，拔罐的疗效已经得到了世人的认可。

三、常用的罐具

拔罐常用的罐具有陶火罐（图5-1）、竹火罐（图5-2）、玻璃火罐（图5-3）、抽气罐（5-4）。

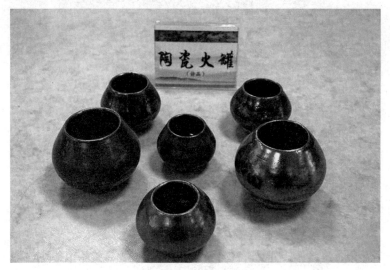

图 5-1　陶火罐

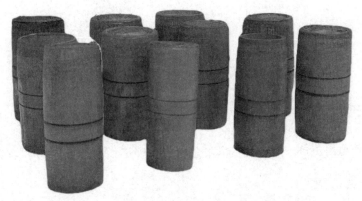

图 5-2　竹火罐

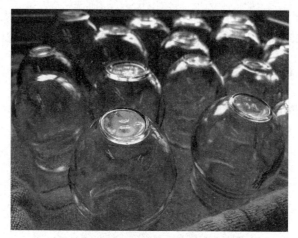

图 5-3　玻璃火罐

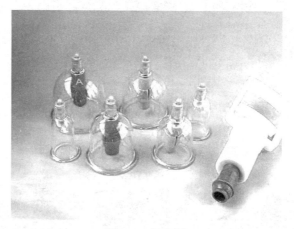

图 5-4　抽气罐

四、拔罐疗法适用范围和禁忌范围

（一）适用范围

1. 疼痛

对于风湿痹痛、急慢性疼痛，拔罐可起到疏通经络、活血化瘀的效果，从而减轻疼痛。

2. 上火

对于上火引起的咽喉肿痛、大便秘结、口舌生疮等，拔罐具有去火解毒作用。

3. 外感疾病

对于感冒、咳嗽、消化不良等功能紊乱方面，拔罐可以起到调节缓解作。

4. 皮肤疾病

存在痤疮、带状疱疹、丹毒等皮表未发生破损溃疡时的皮肤疾病，拔罐能够起到排出毒素的作用；

5. 其他

拔罐对于失眠、更年期综合征、减肥等，也有一定治疗改善效果。

（二）禁忌范围

1. 体质虚弱

由于自身因素、疾病因素导致的体质虚弱，进行拔罐刺激较大，容易加重病情。

2. 心血管疾病

拔罐可能导致高血压、心脏病等心血管疾病患者，心脏受到刺激，出现血压不稳定的情况；

3. 皮损

皮肤受损出现创口时，拔罐可能导致破损皮肤症状加重、感染、溃疡等。对于传染性疾病的患者，可能出现皮损、出血，传染其他人；

4. 其他

经期、妊娠期女性不宜进行拔罐，可能造成痛经、流产等。空腹、饱餐后，需避免立即进行拔罐，以免造成胃肠刺激。

第二节　火罐常用操作方法

一、闪火法

使用前，将酒精棒稍蘸95％酒精，用酒精灯或蜡烛燃着，将带有火焰的酒精棒一头，往罐底一闪，迅速撤出，马上将火罐扣在应拔的部位上，此时罐内已成负压即可吸住（图5-5）。其优点是罐内无火，可避免烫伤。

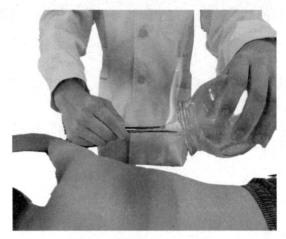

图5-5　闪火法

二、投火法

用易燃烧的纸或棉球点燃后投入罐内，将火罐迅速叩在选定的部位上，即可吸附在皮肤上，此法罐内有火，容易烫伤皮肤，因此主要适用于身体侧方横拔（图5-6）。

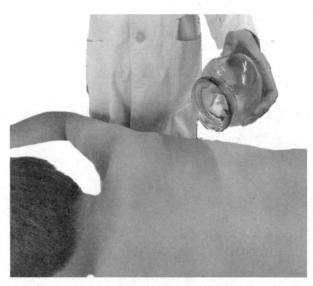

图5-6　投火法

三、滴酒法

　　向罐子内壁中部，少滴 1～2 滴酒精，将罐子转动一周，使酒精均匀地附着于罐子的内壁上（不要沾罐口），然后用火柴将酒精燃着，将罐口朝下，迅速将罐子叩在选定的部位上（图 5-7）。

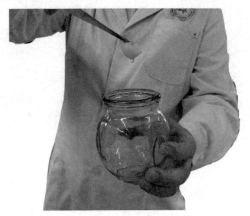

图 5-7　滴酒法

四、贴棉法

　　扯取大约 0.5 公分见方的脱脂棉一小块，薄蘸酒精，紧贴在罐壁中段，用火柴燃着，马上将罐子扣在选定的部位上（图 5-8）。此法罐内有火，容易烫伤皮肤，因此主要适用于身体侧方横拔。

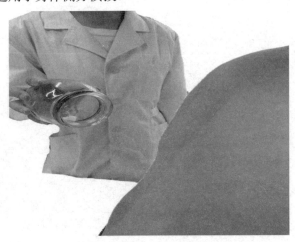

图 5-8　贴棉法

第六章

中医刮痧

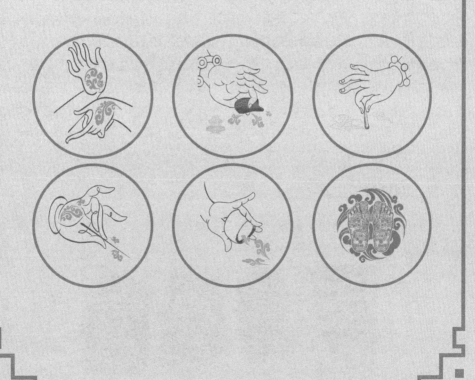

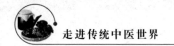

第一节 刮痧概述

一、什么是刮痧疗法

刮痧是以中医经络腧穴理论为指导，通过特制的刮痧器具和相应的手法，蘸取一定的介质，在体表进行反复刮动、摩擦，使皮肤局部出现红色粟粒状，或暗红色出血点等"出痧"变化，从而达到活血透痧的作用。因其简、便、廉、效的特点，临床应用广泛，适合医疗及家庭保健。还可配合针灸、拔罐、刺络放血等疗法使用，加强活血化瘀、驱邪排毒的效果。

二、刮痧疗法的历史

刮痧疗法，历史悠久，源远流长。其确切的发明年代及发明人，难以考证。较早记载这一疗法的，是元代医家危亦林在公元1337年撰成的《世医得效方》。"痧"字从"沙"衍变而来。最早"沙"是指一种病证。刮痧使体内的痧毒，即体内的病理产物得以外排，从而达到治愈痧证的目的。因很多病症刮拭过的皮肤表面会出现红色、紫红色或暗青色的类似"沙"样的斑点，人们逐渐将这种疗法称为"刮痧疗法"。民间刮痧法没有明确的理论指导选取刮拭部位，基本上采取哪疼刮哪的"阿是"穴取穴方法，主要用于治疗感冒、发热、中暑、急性胃肠炎、其它传染性疾病和感染性疾病的初起，肩、背、臂肘、腿膝疼痛等一类症证。刮痧法作为一种简便易行的外治法，以其有立竿见影的疗效，既在民间流传不衰，也被医家广泛重视。

三、刮痧常用工具

黄牛角刮痧板、铜钱、银圆、瓷碗、瓷调羹、木梳背、小蚌壳、檀香木、沉木香刮板、小水牛角板等（图6-1）。

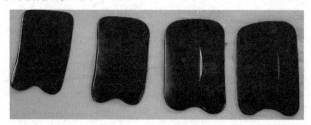

图6-1 刮痧板

四、刮痧的作用

1．可以促进代谢，排出毒素

人刮痧以后，能够及时地将体内代谢的垃圾刮拭到体表，沉积到皮下的毛孔，使体内的血流通畅，恢复自然的代谢活力；

2．刮痧可以舒筋通络

通过调节肌肉的收缩和舒张，使组织间压力得到调节，从而使整个脉络通畅，在解除肌紧张、减轻疼痛症状的同时，有利于病灶的恢复。

适宜于疼痛性疾病，骨关节退行性疾病，如颈椎病、肩周炎等。

五、刮痧的适应症范围以及禁忌范围

1．适应症范围

适应范围感冒、发烧、中暑、头痛、肠胃病、落枕、肩周炎、腰肌劳损、肌肉惊挛、风湿性关节炎等病症。

2．禁忌范围

①有严重心脑血管疾病、肝肾功能不全，全身浮肿的人禁用。

②孕产妇腹部、腰骶部也禁用刮痧，否则会引起流产。

③凡是体表有疖肿破溃、痈疮，还有斑疹，还有不明原因包块，也都要禁止刮痧，否则会导致创口的感染和扩散。

④对于急性扭伤、创伤、疼痛部位或骨折部位禁止刮痧。

⑤传染性的皮肤病，也要禁用刮痧。

⑥有出血倾向的人，如糖尿病晚期、严重贫血、白血病、再生障碍性贫血、血小板减少的患者不要刮痧，这一类病人刮痧的时候容易产生皮下出血。

⑦过度饥饱、过度疲劳、醉酒的人也不可以接受刮痧，否则会引起虚脱。

六、刮痧的注意事项

①刮痧板一定要消毒。

②刮痧时间：一般每个部位刮 3～5 min，最长不超过 20 min。

③刮痧次数：一般是第一次刮完等 3～5 d，痧退后再进行第二次刮治。

④出痧后 1～2 d，皮肤可能轻度疼痛、发痒，这些反应属正常现象。

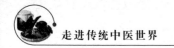
第二节 刮痧常用操作方法

一、刮痧部位

刮痧法的部位一般有所限制，常用部位有头部，包括眉心、太阳穴、鼻梁等；颈项部，包括后项、颈部两侧；胸部，包括各肋间隙、胸骨中线；肩背部，包括两肩部、背部脊柱旁两侧；上下肢，包括上臂内侧、肘窝、下肢大腿内侧、委中穴上下、足跟后跟腱等。

二、刮痧的操作

（一）持板方法

用手握住刮痧板，刮痧板的底边横靠在手掌心部位，拇指与另外四个手指自然弯曲，分别放在刮痧板的两侧。

（二）刮拭方法

在操作部位涂上刮痧油后，操作者手持刮痧板，在施术部位按一定的力度刮拭，直至皮肤出现痧痕为止。刮时用力要均匀，一般采用腕力，同时要根据患者的反应随时调整刮的力度，以达到预期的治疗效果

（三）常用刮痧法

①面刮法适用于身体比较平坦的部位。

②角刮法多用于人体面积较小的部位或沟、窝、凹陷部位，刮痧板与刮痧皮肤呈45°角倾斜。

③点按法刮痧板的一角与操作部位呈90°垂直，由轻到重逐渐加力抬起，适用于人体无骨骼凹陷部位。

④拍打法用刮痧板一端的平面或五指合拢的手掌拍打体表部位的经穴，拍打前一定要在部位上先涂刮痧油，多用在四肢，特别是肘窝。可治疗四肢疼痛、麻木及心肺疾病。

⑤揉按法用刮痧板的一角，呈20°倾斜按压在操作部位上，做柔和的旋转

运动，这种手法常用于对脏腑有强壮作用的穴位，以及后劲、背、腰部和全息穴区中的痛点。

（四）特殊刮痧法

1. 拧痧法

拧痧法，又称夹痧法操作者以食指、中指相并屈曲，两指用力夹紧并扯起施治部位的皮肤，此法具有通经活络、活血止痛、调和阴阳、引血下行的功效

2. 扯痧法

扯痧法以拇指、食指用力扯提施治部位的皮肤，如此进行 3～5 遍，至皮肤出现痧痕，主要用于头部、项背部、颈部、面额部的穴位，具有发散解表、疏通经络的功效

3. 挤痧法

挤痧法以拇指、食指相对用力，在施治部位皮肤进行挤压，直至出现痧痕为止。

第七章
中医传统运动疗法

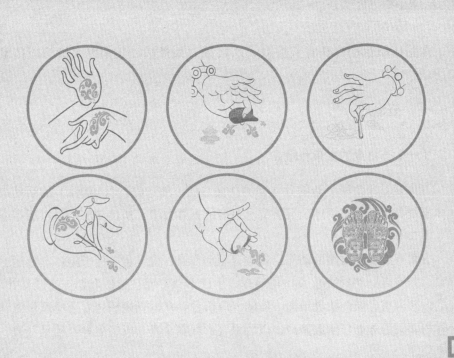

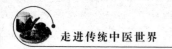

第一节　什么是传统运动疗法

　　传统运动疗法古称"导引"，是肢体运动与呼吸练习、自我按摩相结合的防治疾病的方法。传统运动疗法源流久远，从春秋战国时代《庄子》中记述的"吹胸呼吸、吐故纳新、熊经鸟伸"，到两汉的《导引图》，华佗的"五禽戏"，唐宋时代的"八段锦"，明末清初的"太极拳"，以及现代的"却病延年二十势""练功十八法"等，一脉相承，逐步完善，其在康复医疗中的应用日益广泛。

　　传统运动疗法能活动躯体四肢以炼形，锻炼呼吸以炼气并以意导气，气率血行，从而使周身气血得以正常运行，病体得以康复，强调形神兼修。

第二节　常见传统运动疗法

　　常用传统运动疗法有五禽戏、八段锦、太极拳，其中以太极拳流传最为广泛。

一、五禽戏

（一）五禽戏的由来和组成

　　五禽戏是华佗所创造的效仿动物（虎、鹿、熊、猿、鸟（鹤））的活动进行的体操健身运动，对躯体及五脏都有良好的锻炼效果，所传颇广，后世版本亦较多（图7-1）。

　　五禽戏有五种类型的动作，各类典型动作有：虎寻食、鹿长跑、熊撼运、猿摘果、鹤飞翔。练时要求模仿得逼真，不仅形似，而且神似，如虎有威猛扑动，鹿的伸颈回首，猿的机灵敏捷，熊的深厚沉稳，鸟的展翅翘立。还应逐步做到心静体松，动静相兼，刚柔并济，以意引气，气贯全身，以气养神，精足气通，气足生精。

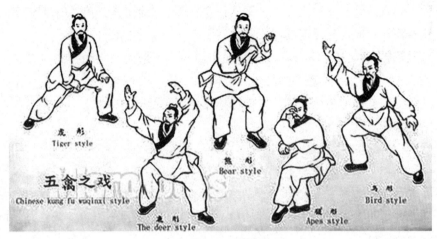

图7-1　五禽戏

（二）五禽戏的作用

五禽戏具有疏通经络、调和气血、活动筋骨的功效，能强身健体、改善身体素质、增强抗病能力。可以锻炼腰部、胸部、四肢、头颈等部位，通过虎寻食、鹿长跑、熊撼运、猿摘果、鹤飞翔五个动作，促进全身血液循环，活跃身体生理机能，增加肌肉力量，活动筋骨，稳定关节，对防治骨质增生、脊柱侧弯、腰肌劳损等都有很好的效果。对躯体和脏器都有较好的功能，可以通过循序渐进的学习，逐步熟练地进行锻炼，达到良好的效果。

二、八段锦

（一）八段锦的由来和组成

1. 由来

八段锦为传统医学中导引按跷中绚丽多彩之瑰宝。一般有八节，锦者，誉其似锦之柔和优美。正如明朝高濂在其所著《遵生八笺》中"八段锦导引法"所讲："子后午前做，造化合乾坤。循环次第转，八卦是良因。""锦"字，是由"金""帛"组成，以表示其精美华贵。除此之外，"锦"字还可理解为单个导引术式的汇集，如丝锦那样连绵不断，是一套完整的健身方法。坐势和立势八段锦之名，最早出现于南宋洪迈所著《夷坚志》中："政和七年，李似矩为起居郎……尝以夜半时起坐，嘘吸按摩，行所谓八段锦者。"说明八段锦在北宋已流

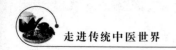
传于世，并有坐势和立势之分。立势八段锦在养生文献上首见于南宋曾慥著《道枢·众妙篇》，但这一时期的八段锦没有定名，其文字也尚未歌诀化。

八段锦被分为南北两派。行功时动作柔和，多采用站式动作的，被称为南派，委托梁世昌所传；动作多马步，以刚为主的，被称为北派，附会为岳飞所传。从文献和动作上考察，不论是南派还是北派，都同出一源。其中附会的传人无文字可考证。

2．组成（图7-2）

（1）一式（摇头摆尾去心火）

双手反按在膝盖上，双肘外撑。以腰为轴，头脊要正，将躯干划弧摇转至左前方，左臂弯曲，右臂绷直，肘臂外撑，臀部向右下方撑劲，目视右足；稍停顿后，随即向相反方向，划弧摇至右前方。反复六次。

（2）二式（调理脾胃须单举）

左手缓缓自体侧上举至头，翻转掌心向上，并向左外方用力举托，同时右手下按附应。举按数次后，左手沿体前缓缓下落，还原至体侧。右手举按动作同左手，惟方向相反。

（3）三式（攒拳怒目增力气）

双手握拳，拳眼向下。顺势头稍向左转，两眼通过左拳凝视远方，右拳同时后拉。与左拳出击形成一种"争力"。随后，收回左拳，击出右拳，要领同前。反复六次。

（4）四式（五劳七伤往后瞧）

头部微微向左转动，两眼目视左后方，稍停顿后，缓缓转正，再缓缓转向右侧，目视右后方稍停顿，转正。如此六次。

（5）五式（左右开弓似射雕）

双手虚握于两髋之外侧，随后自胸前向上划弧提于与乳平高处。右手向右拉至与右乳平高，与乳距约两拳许，意如拉紧弓弦，开弓如满月；左手捏箭诀，向左侧伸出，顺热转头向左，视线通过左手食指凝视远方，意如弓箭在手，等机而射。稍作停顿后，随即将身体上起，顺势将两手向下划弧收回胸前，并同时收回左腿，还原成自然站立。此为左式，右式反之。左右调换练习六次。

（6）六式（背后七颠百病消）

两臂内旋，向两侧摆起（吸）；两臂屈肘，两掌相叠置于丹田处（呼）。两臂自然下落还原时则体态安详，周身放松，呼吸自然。

（7）七式（双手拖天理三焦）

双手自体侧缓缓举至头顶，转掌心向上，用力向上托举，足跟亦随双手的托举而起落。托举六次后，双手转掌心朝下，沿体前缓缓按至小腹，还原。

（8）八式（两手攀足固肾腰）

两臂平举自体侧缓缓抬起至头顶上方转掌心朝上，向上作托举劲。稍停顿，两腿绷直，以腰为轴，身体前俯，双手顺势攀足，稍作停顿，将身体缓缓直起，双手顺势起于头顶之上，两臂伸直，掌心向前，再自身体两侧缓缓下落于体侧。

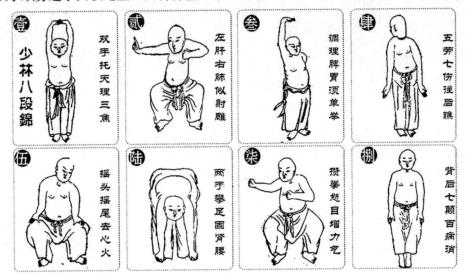

图 7-2　八段锦

（二）八段锦的作用

1．增加柔韧性

八段锦是一种古老的健身功法，包含了八个小组动作，涵盖身体的各个部位，可以锻炼身体。八段锦中的许多动作都需要进行旋转、舒展和伸展，有助于提高身体的柔韧性。这些动作还可以放松肌肉、加强关节，并增强身体的协调性和平衡能力。

2．消除疲劳

做八段锦可以增强身体的耐力，并且消除身体和精神上的疲劳。

3．改善心理健康

八段锦的节奏缓慢而平稳，可以帮助人群放松身心、舒缓压力，缓解焦虑、抑郁等情绪问题。

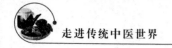

4. 促进血液循环

八段锦可以促进血液循环，并帮助身体更有效地输送氧气和营养物质。这有助于心血管健康，并有可能帮助预防某些心血管疾病，增强身体免疫力。

八段锦是一种非常有益的身心健康练习，可以改善身体柔韧性和心肺功能，建议生活中在专业人员的指导下进行。如果锻炼时出现身体不适，建议及时就医。

三、太极拳

（一）太极拳的由来和组成

1. 太极拳的由来

太极拳，中国拳术之一，创始于清初。太极拳发源地陈家沟，位于河南省温县县东清风岭上，六百年前为常阳村。明洪武五年（公元 1372 年），山西泽州（今晋城）人陈卜率全家由山西洪洞县迁居温县城北，立村陈卜庄，因嫌地势低洼，复迁常阳。后因陈氏人丁繁衍，家传武术在附近又大有声望，加之村中有一条南北走向的大沟，久而久之，便易常阳旧名为陈家沟，在陈氏家族中世代相传，形成陈氏太极拳。陈氏十四世的陈长兴，在祖传太极拳的基础上再树里程碑。他将陈王廷编的一至五路太极拳由博归约，精炼归纳，创造性地形成完整套路，成为陈氏太极拳一路二路，后人称之为"老架"，他还大胆地打破门规限制，拳传外姓，收河北广平府（今永年县）杨福魁（露禅）为徒。杨福魁艺成回乡后，后到达北京，经历了一段"闯天下、打天下"的传奇经历，并担当神机营总教习。杨氏祖孙三代在北京与人交手无数，授徒广众，流传甚广。其拳架在不断的实践中日臻完善，最后由杨澄甫定型，成为目前流行最广的杨式太极拳。同时，尚有早期、中期的拳架流传于世。满族人全佑跟杨福魁之子杨班候学得杨氏小架太极拳后，传与其子鉴泉，在上海开办武学，将师承太极拳修改定型成另一家，因鉴泉后从汉姓吴，故世人称其为吴氏太极拳。

2. 简化二十四式太极拳的名称

起势；野马分鬃；白鹤亮翅；搂膝拗步；手挥琵琶；倒卷肱；左揽雀尾；右揽雀尾；单鞭；云手；单鞭；高探马；右蹬脚；双峰贯耳；转身左蹬脚；左下势独立；右下势独立；左右穿梭；海底针；闪通臂；转身搬拦捶；如封似闭；十字手；收势（图 7-3）。

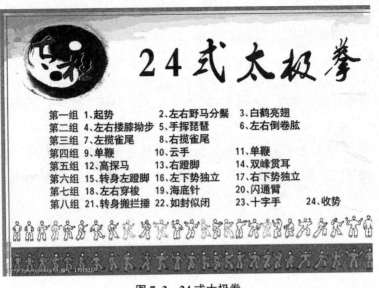

图 7-3 24 式太极拳

（二）太极拳的作用主要体现在四个方面

1. 改善神经系统

神经系统的作用是调节全身各器官功能活动、保持人体内部的完整统一，以适应外部环境的变化需要。太极拳通过意念和呼吸与动作配合，促进大脑神经细胞的功能完善，使人体神经系统兴奋和抑制过程得到协调，对精神创伤、神经类疾病，如神经衰弱、失眠、高血压等有较好的防治作用。

2. 增强心脏功能，改善循环系统，扩大肺活量

心脏病是世界第一号杀手，目前西医对这种疾病还没有特效的治疗方法，练习太极拳能预防心脏病，这是因为太极拳不同于其他运动。它动作舒展缓慢，全身肌肉放松，使心脏得到充足供血，但又不会加快心律，加重心脏的负担；太极拳通过缓慢、细长、均匀的腹式呼吸。使人体肺部的氧气充足，肠胃得到蠕动锻炼，增强消化和排泄机能，所以经常锻炼太极拳，对心脏病、肺病、胃病、便秘、痔疮等有防治作用。

3. 提高人的平衡能力，防止骨质疏松

老年人常见的意外事故之一是失去平衡摔倒而导致股骨颈骨折，为什么会有这个结果呢？这是因为老年人的骨骼钙质减少，骨质疏松而致。太极拳运动中，有一部分动作专门练习平衡能力的，练习者的平衡能力得到充分的锻炼。练习太

极拳时，常常一条腿支撑了全身的重量，腿部受力增加，骨质的含钙量也会增加，骨骼就变得很坚固了。所以经常练习太极拳的人不容易会摔跤和骨折。

4．具有健美作用

太极拳的顶悬、沉肩坠肘、含胸拔背、松腹开胯、敛臀等身法要求，加上在练习时的腰部旋转，使练习者的全身肌肉得到充分锻炼，保持良好的体型。

5．太极有助于睡眠

中医研究表明，练太极拳，能加强肾的藏精、保精功能，并能调节内分泌系统因此，通过练太级拳，不仅能改善阳痿、遗精、腰腿　酸软，也能改善体虚肾亏引起的失眠、梦等症状，可明显改善睡眠质量。

参考文献

[1] 黄帝内经素问 [M] . 北京：人民卫生出版社，1963，6.

[2] 张仲景 . 伤寒论 [M] . 北京：人民卫生出版社，2005，8.

[3] 苏礼 . 千金方医方词典 [M] . 北京：人民卫生出版社，2006，3.

[4] 徐寒 . 白话本草纲目 [M] . 北京：中国三峡出版社，2006，1.

[5] 邵湘宁 . 推拿学 [M] . 北京：人民卫生出版社，2010，8.

[6] 陈建尔，甄德江 . 中国传统康复治疗技术 [M] . 北京：人民卫生出版社，
   2014，7.

[7] 唐德才，巢建国 . 中草药彩色图谱 [M] . 长沙：湖南科技出版社出版社，
   2013，5.

[8] 国家药典编委会 . 中华人民共和国药典 [M] . 2015 版 . 北京：中国医药科技
   出版社，2015，6

[9] 梁繁荣，王华 . 针灸学 [M] . 10 版 . 北京：中国中医药出版社，2016，6

[10] 李鼎 . 经络学 [M] . 5 版 . 上海：上海科学技术出版社，2018，3.

[11] 杨继军，佘延芬 . 刮痧疗法 [M] . 北京：中国中医药出版社，2018，9.

[12] 张硕峰，方晓艳 . 药理学 [M] . 新世纪第 5 版 . 北京：中国中医药出版社，
   2021，6.

[13] 李灿东，方朝义 . 中医诊断学 [M] . 新世纪第 5 版 . 北京：中国中医药出
   版社，2021，7.

[14] 沈雪勇，刘存志 . 经络腧穴学 [M] . 北京：中国中医药出版社，2021，6.

[15] 钟凌云 . 中药炮制学 [M] . 北京：中国中医药出版社，2021，6.

［16］张其成，臧守虎 . 中医文化学［M］. 北京：中国中医药出版社，2021，3.

［17］肖文冲，郭新荣 . 中国传统康复治疗技术［M］. 武汉：华中科技大学出版社，2022，7.

［18］马烈光，章德林 . 中医养生学［M］. 北京：中国中医药出版社，2021，6.

［19］吴志坤，邵玉萍 . 传统体育［M］. 北京：中国中医药出版社，2023，8.